INOVAÇÃO
EMOCIONAL

CARO LEITOR,
Queremos saber sua opinião
sobre nossos livros.
Após a leitura, curta-nos no
facebook.com/editoragentebr,
siga-nos no Twitter **@EditoraGente** e
no Instagram **@editoragente**
e visite-nos no site
www.editoragente.com.br.
Cadastre-se e contribua com
sugestões, críticas ou elogios.

HELOÍSA CAPELAS

INOVAÇÃO
EMOCIONAL

ESTRATÉGIAS PARA QUE SEU **IMPACTO
NO MUNDO** CONSTRUA RESULTADOS
SAUDÁVEIS, FORTES E PERENES

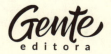

Diretora
Rosely Boschini

Gerente Editorial Sênior
Rosângela de Araujo
Pinheiro Barbosa

Assistente Editorial
Rafaella Carrilho

Produção Gráfica
Fábio Esteves

Preparação
Gleice Couto

Capa
Mariana Ferreira

Projeto Gráfico e Diagramação
Gisele Baptista de Oliveira

Revisão
Maitê Acunzo
Wélida Muniz

Impressão
Edições Loyola

Copyright © 2021 by Heloísa Capelas
Todos os direitos desta edição
são reservados à Editora Gente.
Rua Original, 141/143 – Sumarezinho
São Paulo, SP– CEP 05435-050
Telefone: (11) 3670-2500
Site: www.editoragente.com.br
E-mail: gente@editoragente.com.br

Dados Internacionais de Catalogação na Publicação (CIP)
Angélica Ilacqua CRB-8/7057

Capelas, Heloísa
    Inovação emocional : estratégias para que seu impacto no mundo construa resultados saudáveis, fortes e perenes / Heloísa Capelas. – São Paulo : Editora Gente, 2021.
    256 p.

ISBN 978-65-5544-160-4

1. Desenvolvimento pessoal 2. Emoções 3. Autoconhecimento
I. Título

21-3948   CDD 158.1

Índice para catálogo sistemático:
1. Desenvolvimento pessoal

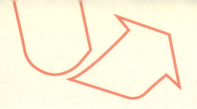

NOTA DA PUBLISHER

Quando se fala em inovação, logo vem à cabeça tecnologia, mundo dos negócios, marketing... Acontece que existe outro tipo de inovação (e possivelmente o mais importante): a inovação interna.

Esse processo, que se dá pelo autoconhecimento, consiste em revirar o lixo que está dentro de si; e é por meio disso que você passa a não só ter autonomia consciente sobre suas ações, reciclando seu lixo individual, mas também a reciclar o que está à sua volta.

Inovação emocional é, também, uma obra política, porque nos permite ter consciência sobre nosso papel dentro da sociedade e do ambiente em que vivemos; nos permite reciclar emoções, pensamentos e sentimentos, inovar de dentro para fora, mudar nossa consciência e contribuir positivamente em nosso entorno.

Assim que Heloísa me falou sobre isso, pude perceber quão genial este livro seria. E, claro, não poderia ser diferente vindo de uma autora tão querida e tão especial quanto ela.

Com dois best-sellers maravilhosos já publicados pela casa, Heloísa é capaz de promover um verdadeiro estado de amor nas pessoas que gera resultados positivos, não fica apenas no sentimento. Ela não veio à Terra "a passeio", mas com uma nobre missão de revolucionar a vida das pessoas por meio do amor.

Tenho paixão pela Heloísa e admiração infinita pelo cuidado excepcional que ela tem com o Centro Hoffman, com seus livros e com tudo que faz. O que você tem em mãos é parte do registro escrito de um processo efetivo e de impacto duradouro – o Processo Hoffman –, que não poderia ter expoente melhor no país do que Heloísa Capelas.

**Rosely Boschini – CEO e
Publisher da Editora Gente**

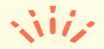

*Ao Bob Hoffman
e à Marisa Thame.
A essas duas almas
o meu brinde...
tim-tim!*

AGRADECIMENTOS

Quando a pandemia se instalou de verdade, tive ainda mais certeza de que estava na hora de escrever este livro, que é o meu terceiro e, possivelmente, o mais socialmente engajado de todos. Não, eu não vou falar sobre a polaridade política que estamos vivendo, mas, sim, sobre o resultado dessas desavenças – e de tantas outras dores que temos enfrentado. Na realidade, vou tratar de um assunto que incomoda a maior parte das pessoas, que é o lixo; e, também, de um assunto correlato – esse sim que incomoda praticamente todo mundo –, que é o lixo emocional.

Esses temas estão na minha cabeça há muito tempo, mas, com tudo que enfrentamos em função da covid-19, eu tive a oportunidade de encará-los com ainda mais profundidade. Afinal, em meio a essa situação tão adversa, nós geramos ainda mais papelão e plástico com nossos deliveries sem fim; também geramos ainda mais mágoa, raiva, ressentimento e

AGRADECIMENTOS

tantas outras emoções negativas com nosso medo infinito. Nós tivemos muito medo e esse sentimento nos fez produzir e entulhar uma quantidade imensurável de resíduos tóxicos que, sem nossa atenção, poderão causar sérias consequências às nossas vidas, às nossas relações e ao nosso meio. A reflexão, portanto, tornou-se urgente e inadiável.

Nesse contexto, eu só posso começar meus agradecimentos com uma homenagem a absolutamente todas as empresas e profissionais que trabalham direta ou indiretamente com o lixo. Garis, catadores, cooperativas de reciclagem e inclusive pessoas comuns que reciclam seus próprios descartes: todos esses têm minha enorme gratidão – porque estão fazendo, sozinhos, um papel que deveria ser de todos. Saíram à frente e, graças a eles, a situação não é ainda pior.

E, claro, também preciso estender essa mesma homenagem aos profissionais que lidam direta ou indiretamente com o lixo emocional, o que inclui terapeutas, psicólogos, psiquiatras e todos os envolvidos no Processo Hoffman ao redor do mundo. Nós nunca fomos tão exigidos como nos anos de 2020 e 2021, mas demos – e ainda estamos dando – conta do recado. Toda minha gratidão à equipe do Centro Hoffman por segurar a onda e cumprir papel fundamental para que cada vez mais pessoas saibam como reciclar seus lixos emocionais!

Homenageio também aos meus filhos que, independentemente da pandemia, têm lidado bravamente com os próprios lixos emocionais. É uma honra vê-los crescer cheios de recursos para desbravar a vida, para se arriscar, para vencer e comemorar, para perder e aprender, e para seguir em frente em busca dos seus sonhos. A humanidade de vocês é cheia de luz – e a luz de cada um de vocês brilha hoje mais do que nunca.

Aos meus pais e à minha família, que deram contribuição fundamental à construção dos meus próprios recursos e da minha luz. Que prazer é poder rememorar e compartilhar com o mundo tantas reflexões a nosso respeito, reiterando sempre que, ao fim e ao cabo, a nossa história familiar é de perdão e de amor.

Aos leitores de *O mapa da felicidade* e *Perdão, a revolução que falta*, meus dois livros anteriores, sempre tão carinhosos em suas mensagens e palavras. Recebo tantos contatos pelas redes sociais que fico sempre emocionada. É um prazer imenso saber que colaborei com a trajetória dessas pessoas que toparam o desafio do autoconhecimento para ser feliz, perdoar e, acima de tudo, amar.

AGRADECIMENTOS

E já que estamos falando de autoconhecimento, toda a minha gratidão aos alunos do Processo Hoffman, que vêm mergulhar neste treinamento "impalavrável" para rever e transformar suas histórias de vida. É uma honra assisti-los tão de perto em suas jornadas de sucesso.

À Maria Claudia, Marília, Geisa e Estela, que abraçaram essa causa e sem as quais esse livro não teria sido possível. À Editora Gente e toda sua equipe por, mais uma vez, levarem minhas ideias e propostas às prateleiras do Brasil e do mundo; e a você, leitor, por sempre topar o meu convite à reflexão, à mudança e à inovação! Desejo que aceite mais esse desafio e venha comigo transformar o nosso mundo a partir da autoconsciência.

SUMÁRIO

Prefácio 14

Introdução 19

CAPÍTULO 1
31
Qual é a sujeira debaixo do seu tapete?

CAPÍTULO 2
Por que medo e tristeza também geram lixo?
50

CAPÍTULO 3
68
Como chegamos a esse acúmulo?

CAPÍTULO 4 **107**
O paradoxo da falta cria e retroalimenta os lixos emocionais

CAPÍTULO 5
O que é lixo para você?
144

CAPÍTULO 6
Autoliderança como ferramenta de transformação
168

190

CAPÍTULO 7
Como reciclar seus comportamentos

CAPÍTULO 8
Autonomia emocional, a habilidade dos inovadores
208

CAPÍTULO 9
Como a reciclagem enriqueceu a minha vida
229

245
Conclusão

PREFÁCIO

Não há modo melhor de iniciar o prefácio desta magnífica obra senão falando de autoconhecimento. Acredito que a solução para todos os males que envolvem a espécie humana virá sempre em um fluxo, de dentro para fora, e não pela rota contrária.

Nas sábias palavras da querida e estimada amiga Heloísa Capelas, somos reféns de um manual de atitudes que nos condiciona a viver sempre de maneira automática. Seguimos o modelo de fazer sempre o "mais fácil e prático" para que possamos levar uma vida com menos atribulações. Isso, a curto prazo, parece ser a solução, mas, a longo, nada mais é que um ledo engano. Será que esse modelo de solução é mesmo o mais eficiente?

A verdade é que nem sempre o caminho mais fácil é o caminho correto e, às vezes, percorrer a dura e solitária caminhada inflexiva e autoanalítica soa como o caminho da morte para alguns.

PREFÁCIO

Caminhamos por gerações aderindo ao modelo de terceirizar não só a culpa, mas a solução das nossas dores e dos nossos problemas. Acredito que, sem dúvidas, esse foi um dos pontos que a pandemia de covid-19 mais evidenciou. Por permanecemos isolados, concentrados em um modelo de vida menos urgente e mais internalizado, muitas coisas ficaram nas nossas mãos para serem resolvidas. E ao mesmo tempo que isso foi o veneno para muitos, também se transformou em antídoto para outros, pois quem melhor do que nós mesmos para resolver nossos dilemas? Parece simples, mas, na prática, sabemos que nem sempre é fácil assumir as rédeas e agir em prol das nossas melhorias.

Nesta obra, inteligentemente denominada *Inovação emocional*, Heloísa faz uma excelente analogia do lixo como sendo nossos comportamentos mais destrutivos, e de como tendemos a internalizar o hábito de varrer as sujeiras para debaixo do tapete. Nunca pensei que falar sobre lixo fosse despertar um sentido tão desbravador. Nós somos condicionados a olhar o lixo palpável e a pensar em como podemos descartá-lo da melhor maneira possível – embora estejamos muito longe de atingir o modelo ideal –, mas pouco refletimos efetivamente sobre o acúmulo de lixo mental e emocional que vamos produzindo no decorrer da

INOVAÇÃO EMOCIONAL

vida. E, pior, também não refletimos sobre como esse lixo tem relevância e interferência no nosso comportamento e nas nossas atitudes. Você já parou para pensar nisso? Digo pensar mesmo, de modo profundo. É muito provável que não. Vale a pena o exercício, porque a autorreflexão, depois que vira um hábito, torna-se praticamente um melhor amigo, daqueles inseparáveis.

Indo mais além, em paralelo ao lixo, vem a reciclagem. Outra excelente analogia, porque nem tudo o que vai para o lixo realmente é lixo, digo, sem importância. Assim como no mundo externo, muitos dos nossos lixos comportamentais precisam apenas de reciclagem, de uma nova perspectiva para ter uma nova função, não precisa, necessariamente, de ser aniquilado nem esquecido.

Partindo do princípio prático, já pensou em como seria bom poder reciclar aquela mágoa que o sufoca e reprime a fluidez dos seus sentidos? Tenho certeza de que resolveria muitas sensações desgastantes que o seu corpo acaba sofrendo. Mas por que não reciclamos, então? Porque não é fácil. Mencionei no começo deste prefácio a nossa necessidade inconsciente de optar pelo mais fácil e pelo mais prático. Desejamos o prazer no curto prazo, mas esquecemos que a colheita dos frutos saudáveis e duradouros só vem no longo prazo.

PREFÁCIO

A partir da leitura desta obra, desejo que você passe a olhar o seu "lixo" como algo que precisa ser inovado e não necessariamente descartado, pois muitos lixos podem ser transformados em tesouros. Isso, claro, se tivermos a paciência e o discernimento para filtrá-los e, com muita evolução interna, fazermos bom uso da luz que nos foi dada. Embora pareça velha ou inútil, essa luz precisa apenas de reciclagem para iluminar o nosso ambiente e o de todos os que nos cercam.

Espero que você tenha um excelente processo de reciclagem e que volte destas páginas melhor e mais leve do que quando deu início ao percurso!

Janguiê Diniz
Fundador do grupo Ser Educacional e presidente do Instituto Êxito de Empreendedorismo

INTRODUÇÃO

Enquanto escrevo este livro, uma das maiores pandemias que o mundo moderno já viu parece caminhar para o fim. A crise da covid-19, que começou naquele fatídico mês de março de 2020, nos afetou de maneira global e nos confrontou com muitas verdades sobre nós mesmos e sobre os outros. Em meio ao distanciamento social, não tivemos alternativa a não ser descobrir como se manter em nossa própria companhia. Mas, daí, claro, esse "convívio forçado" conosco nos fez perceber coisas que vínhamos ignorando a nosso respeito e de nossas relações (especialmente as mais próximas). Algumas delas potencialmente boas. Outras, nem tanto assim.

Não preciso ir muito longe para encontrar exemplos. Durante a quarentena, muitas pessoas que conheço tiveram de encarar duras realidades que, por anos, varreram para debaixo do tapete. Forçadas a ficar em casa e com muito mais tempo disponível do que o normal, puderam ou tiveram de olhar para suas próprias vidas e escolhas, e ficaram estarrecidas com o que perceberam. Será que você também fez alguma dessas descobertas?

- "Minha casa não é tão confortável assim... Aliás, a verdade é que só a utilizava mesmo para dormir";
- "Meu casamento está por um fio";
- "Meus amigos não são tão 'amigos' assim";
- "Não consigo dormir de tanto medo/ansiedade/angústia";
- "Não consigo parar de comer/beber/fumar/jogar";
- "Eu vivo para trabalhar";
- "Não suporto o meu trabalho";
- "Não consigo ficar mais do que alguns minutos com meus filhos";
- E por fim: "Sou uma péssima companhia para mim, que dirá para os outros!".

Diante dessas tristes constatações, muitos até concluíram que "desse jeito, não dá mais para continuar", porém, mais uma vez, varreram a sujeira para

INTRODUÇÃO

debaixo do tapete na vã expectativa de que, um dia, essa sujeira desapareça como em um passe mágica.

Pois é... Se você já me acompanha e conhece meu trabalho, deve se lembrar do conceito de comportamentos negativos, compulsivos e automáticos. Sempre falo deles. A ideia essencial é a de que tudo o que nós fazemos de maneira reativa – "quando vi, já tinha feito" – se encaixa nessa "categoria" de comportamentos negativos, compulsivos e automáticos. E como fomos reativos durante a pandemia!

Ao longo desse tempo, tivemos de nos adaptar a usar máscara, desinfetar nossas compras, fazer supermercado on-line, repensar nossos hábitos de consumo, adiar o encontro com familiares ou amigos, trabalhar de casa... Foram muitas adaptações e também decisões, mas nem sempre fizemos essas escolhas conscientemente. Muitas vezes, "quando vimos, já tínhamos feito".

Os nossos comportamentos negativos, compulsivos e automáticos ficaram expostos à máxima potência durante a pandemia. Nós apenas reagimos aos eventos e às notícias e, mesmo quando confrontados pelas sujeiras escondidas debaixo do nosso tapete, permanecemos firmes e fortes nos comportamentos negativos. Claro! Com tudo mudando ao nosso redor, por que é que nós mudaríamos quem somos justamente agora?

INOVAÇÃO EMOCIONAL

É claro que teve muita gente que conseguiu, que foi lá, começou, continuou e terminou um novo projeto de vida. Mas quanta energia elas tiveram de empregar nessa missão! Quanta desconfiança, quanto autoboicote, quanta vontade de desistir, quanto recomeço. Mudar cansa. E como cansa!

É por isso que, neste exato momento, muitos voltaram a sair de casa e estão loucos, sedentos para que tudo volte ao "normal". Eles não querem saber de mais nada – pandemia, máscara, álcool em gel, distanciamento, solidão etc. Querem menos ainda continuar cara a cara com o espelho, tendo de lidar com todas essas novidades que aprenderam sobre si e sobre as pessoas ao redor. Bom mesmo seria se pudessem desaprendê-las!

Preferir que as coisas fiquem como estão, por piores que sejam, não é um movimento raro entre as pessoas. Trabalho com desenvolvimento humano há quase trinta anos e já recebi mais de 12 mil alunos nas minhas salas de aula. As queixas são diversas e alcançam tanto a vida profissional, como pessoal. No trabalho, por exemplo, há quem esteja com a carreira estagnada, há quem não consiga decidir o que fazer da vida, há quem nunca tenha gostado da própria profissão, e há quem ame a função que exerce, mas sofre uma cobrança impossível,

INTRODUÇÃO

entre tantos outros perfis. Em resumo, se você perguntar, todos dirão que adorariam promover algum tipo de mudança. Mas e a motivação, a disposição, o comprometimento ou a energia necessários para começar? Mesmo sem perceber, as pessoas tomam uma decisão e escolhem que tudo fique como está, porque esse é o "normal", por mais insatisfeitas que estejam.

Mudar cansa, lembra? Principalmente quando se trata de uma mudança significativa, alinhada com o que queremos de verdade, não com o que disseram que deveríamos querer. Sim, porque também tem esta questão: muitos estão vivendo em um movimento ininterrupto de construir a vida perfeita (na opinião dos outros). Alguns estipularam que é preciso ir atrás de dinheiro e de poder, e que é isso que importa; outros também falaram sobre casar e ter filhos, comprar a casa na praia, trocar de carro todo ano, mandar as crianças para a melhor escola e tirar férias de fazer inveja, e por aí vai.

Essas pessoas estão tão referenciadas no mundo externo que, mesmo quando tudo dá errado, procuram respostas e soluções do lado de fora. Sujou? Aqui está o aspirador robô, basta ligá-lo na sua sala e deixar que faça o serviço. Engordou? Aqui está o kit de emagrecimento caríssimo mas rapidíssimo. Insônia? Aqui está o comprimido revolucionário para pegar no sono em cinco minutos.

Temos sido treinados a querer o rápido, o fácil, o curto e o grosso, mesmo que nos custe caro – afinal, temos dinheiro (e, se não tivermos, vamos arrumar). Afinal, não é para isso que estamos trabalhando e vivendo? Não me leve a mal: não vou fazer uma defesa aqui de que não precisamos da prosperidade material, do carro confortável, das férias inesquecíveis ou do aspirador robô – e até mesmo do kit de emagrecimento ou da pílula para dormir, quando prescritos por um médico e com o acompanhamento adequado –, todos podem ser bem-vindos.

O que quero mostrar é que estamos nessa busca incessante por respostas prontas e imediatamente disponíveis para o consumo pois olhar para dentro é inconveniente, encontrar o nosso verdadeiro propósito assusta e varrer para debaixo do tapete é muito mais fácil do que mudar. É nisso que acreditamos e é assim que temos vivido por gerações. Mas nenhuma geração é como a nossa. Nenhuma geração moderna viveu uma pandemia que, de repente, sem aviso, revelou a tal da sujeira que escondemos por tanto tempo!

Isso significa que estamos frente a frente com uma oportunidade única. Não, não me refiro a mudanças apenas. É maior e mais valioso que isso. Estou

INTRODUÇÃO

falando de inovação. Nós precisamos inovar nas nossas vidas, nos nossos comportamentos, na maneira como nos relacionamos com nós mesmos, com os outros e com o meio ambiente. Mas só alcançaremos esse resultado se, em primeiro lugar, mudarmos a maneira como nos relacionamos com o tapete e com a sujeira que ele esconde.

Não estou insistindo na metáfora da sujeira à toa. A inovação sustenta nossos resultados, e é por isso que este livro é sobre inovação... E sobre lixo. Isso mesmo que você leu!

Inovação e lixo são parte da mesma ideia. É tudo uma questão de reciclagem. Quando vivemos nessa corrida de ratos da vida moderna, das pressões de conquistar, consumir e entregar, acumulamos muito lixo – tanto físico, quanto simbólico. Acumulamos lixos emocionais que geram desgaste, frustração, impotência, degradam relações e nos fazem perder o eixo de quem somos e do que realmente queremos. A montanha de lixo emocional que construímos fica tão alta que nos impossibilita enxergar o que existe no horizonte. Refletindo sobre isso, enxerguei que nossa relação com o lixo, material ou emocional, é uma verdadeira barreira para a inovação.

Proponho agora uma reflexão que talvez o deixe um pouco desconfortável, mas... Vamos falar um pouco sobre seu lixo material, aquele que repousa na lixeira da sua casa esperando a coleta? O que tem, de fato, naquele lixo? Eu sei, nós não gostamos desse assunto porque aprendemos, ao longo da vida, que lixo é sujeira, é nojento, que não devemos tocá-lo – mas me acompanhe, prometo que você se surpreenderá.

Perceba: o lixo é resultado das nossas ações, de tudo aquilo que utilizamos até que não tenha mais serventia, certo? Pense, então, em um xampu. Nós pagamos pelo produto, utilizamos e desfrutamos do resultado, ou seja, dos cabelos limpos, bonitos e cheirosos. Mas e a embalagem? Que fim terá? Quando compramos o xampu, ela veio junto com o produto principal; portanto, ela também é nossa e, assim, é nossa função garantir que seja devidamente "usada", isto é, que seja entregue para a reciclagem quando o xampu acabar. O mesmo ocorre com a água do banho, que precisa ser coletada e tratada para que possa voltar ao reservatório para reutilização. Mas nós não temos o hábito de nos preocupar com nada disso, nem com a embalagem, nem com a água suja, porque acreditamos que nosso papel se restringe a tirar ambos da nossa casa e só.

A questão é que chegamos a um ponto em que a nossa casa não pode mais se resumir às paredes que nos abrigam. Durante esse período, com mais

INTRODUÇÃO

tempo em casa e menos corre-corre no dia a dia, vimos inúmeros desastres naturais na TV. Queimadas no Pantanal, nos Estados Unidos, na Itália, Grécia e Turquia. Enchentes na Índia, na Alemanha, na Bélgica. Furacões devastando parte do Caribe e da América Central. Tivemos tempo para perceber como nunca antes que o planeta Terra é nossa casa. Nesse sentido, o frasco de xampu pode até sair do meu apartamento, a água do banho pode escorrer pelo ralo, mas isso não significa que vão se desintegrar e sumir. Não tem "lixão" fora do planeta onde possamos despejar essa sujeira. Tudo o que existe aqui continuará existindo, portanto, reciclar é a única possibilidade: eu preciso reaproveitar a embalagem e tratar a água para que tenham outra utilidade, do contrário, não haverá mais espaço para tanto lixo no mundo!

Mas não, não é nada disso que estamos fazendo. Você sabia que na cidade de São Paulo, por exemplo, das 76.907 toneladas de lixo reciclável recolhido todos os anos, apenas 7% são recicladas?[1] Esses resíduos podem ter saído da nossa vista, mas eles estão

---

1 ARIEDE, N. São Paulo reciclou apenas 7% do lixo reciclável recolhido em 2018. **G1**, 17 maio 2019. Disponível em: https://g1.globo.com/sp/sao-paulo/noticia/2019/05/17/sao-paulo-reciclou-apenas-7percent-do-lixo-reciclavel-recolhido-em-2018.ghtml. Acesso em: 13 jun. 2021.

por aí, entulhando espaços, fomentando doenças e, assim, ameaçando as nossas vidas.

Eu repito: a sujeira não vai sumir. Nem da sua casa, nem do lixão, nem do ralo, nem de debaixo do tapete. Você pode fingir que não vê, pode negar a sua responsabilidade, pode achar que é dever do outro. Tudo isso é escolha, mas é uma escolha que fizemos à exaustão enquanto indivíduos e enquanto sociedade. Foi assim que degradamos nossa saúde física e emocional, nossos corpos e nossas mentes, nossos corações, nossas relações e nosso planeta.

O meu convite, então, é que aceitemos o processo de mudança intensificado com a pandemia e que olhemos para o nosso lixo com outros olhos. Eu sei, talvez pareça pouco, mas já imaginou se você se comprometer a encaminhar para a reciclagem todas as embalagens de todos os xampus que utilizar daqui para frente? E se você fizer o mesmo com suas emoções... Consegue dimensionar os resultados que poderia obter?

Explicarei melhor o conceito de lixo emocional no próximo capítulo, mas certamente você já viveu essa experiência. Por exemplo, se alguém lhe fala uma bobagem, você fica magoado e com raiva. Aí esbraveja que a culpa é toda do outro e se deixa tomar pelo ressentimento – passam horas, dias, meses e até anos

INTRODUÇÃO

remoendo a dor que lhe causaram. Sabe o nome disso? Lixo emocional! Você não processou a emoção negativa, não a transformou e, assim, deixou que se tornasse entulho, fomentando doenças, exatamente como acontece com o lixo material.

É sobre isso que estou falando. Nossas vidas estarão em risco se não começarmos a reciclar. Reciclagem é uma maneira de inovar, porque permite transformar algo que perderia o valor em algo novamente útil. Não podemos começar do zero – isto é, não conseguiremos voltar no tempo e impedir o surgimento do efeito estufa, mas temos alguma capacidade de revertê-lo. O mesmo acontece nas nossas vidas. Não posso voltar atrás para desdizer aquela frase que, um dia, magoou alguém que eu amo, mas posso me comprometer em reciclar meu comportamento nessa relação – para que, com sorte, eu nunca mais magoe essa pessoa, pelo menos não do mesmo jeito.

Enfim, o que quero dizer é que reciclar é um conceito tão rico que não se aplica apenas aos materiais descartados, como estamos habituados a pensar. Reciclar é, ou deveria ser, um princípio, um norte para a sociedade de consumo e para todas as pessoas que acreditam que podem ter uma vida com muito mais propósito e significado.

Está mais do que na hora de nós reciclarmos também as nossas ideias, nossas crenças, nossa maneira de enxergar o mundo. De processá-las para que sirvam melhor ao futuro que queremos viver, em vez de entulhar a nossa casa com sentimentos que só ocupam espaço interno e nos prejudicam. Reciclar o vício de enxergar tudo "preto no branco", como se existissem sempre só dois caminhos, um certo e um errado, para ser feliz. Reciclar o que entendemos por trabalho, carreira, família, amor, amizade, pais, filhos. A reciclagem alimenta nossa capacidade de inovar e, depois que você pega o jeito, começa a transformar cada cantinho da sua vida. Por isso, este livro é sobre inovação e sobre toda a riqueza que você pode acessar dentro de si ao decidir reciclar seu lixo emocional. Vamos iniciar esse processo juntos, porque não dá para viver no meio do entulho, não é mesmo? É a hora da grande faxina. E você merece se dar o presente dessa transformação.

CAPÍTULO 1

QUAL É A SUJEIRA DEBAIXO DO SEU TAPETE?

Em média, o brasileiro produz 1,1 quilo de lixo doméstico por dia.[2] Isso mesmo. Cada pessoa produz 33 quilos de lixo por mês, ou seja, cerca de 400 quilos por ano. Uma única pessoa. Por isso, não é exagero dizer que, se continuarmos nesse ritmo, muito em breve, viveremos lado a lado com o entulho

---

2 COMO separar lixo doméstico. **Folha de S.Paulo**, 2021. Disponível em: https://www1.folha.uol.com.br/webstories/faca-voce-mesmo/2021/03/como-separar-lixo-domestico/. Acesso em: 14 set. 2021.

que nós mesmos geramos. Embora muita gente e muitas iniciativas no Brasil e no mundo estejam tentando alertar para a gravidade do problema, infelizmente, ainda é pouco. Ainda não reciclamos o suficiente, não reduzimos o consumo, não mudamos as embalagens e, essencialmente, resistimos às mudanças de hábitos necessárias para evitar um colapso ambiental e sanitário.

Aliás, a pandemia da covid-19 nada mais é que o produto desse colapso. Consequência direta de uma crise sanitária que afeta o mundo todo. Independentemente de como tudo começou, o que nós sabemos é que esse vírus, que já matou mais de meio milhão de pessoas só no Brasil, foi transmitido e replicado devido à falta de higiene pessoal e a condições de trabalho e de moradia inadequadas. Muitas pessoas sem acesso à rede de água e esgoto, ou presas a escritórios sem ventilação natural, ou que não podem fazer quarentena porque precisam trabalhar, ou que não sabem como lavar as mãos (aqueles vinte segundos recomendados), ou que não cobrem a boca quando espirram ou tossem. Estamos falando de coisas que deveriam ser básicas, que são direitos humanos – porque todo mundo tem de ter acesso à água limpa, a esgoto tratado, à moradia digna, a espaços de trabalho limpos, ventilados e confortáveis, e à educação, que ensina e perpetua hábitos saudáveis. Mas não, nós continuamos aceitando viver e conviver com a miséria e com a falta de educação, e estamos pagando um preço muito alto por essa desigualdade e por fecharmos os olhos para todo esse lixo.

Isso também tem tudo a ver com a maneira que nos comportamos em relação ao lixo emocional. Pensamos: *Imagine! É só um pacote de salgadinho, só uma latinha do refrigerante! Não faz diferença nenhuma se for reciclado ou não.* Não é o meu lixo, sozinho, que vai destruir a natureza. Fazemos algo muito similar com nossas emoções e nossos comportamentos negativos.

Eu me lembro de um aluno que tive muitos anos atrás, quando fumar ainda era muito comum – aliás, você sabia que, entre 1989 e 2019, o número de brasileiros adultos fumantes caiu de 34,8% para 12,6%?[3] Pois bem, esse aluno esteve comigo no início dos anos 2000. Jovem, inteligente e carismático, começava uma carreira promissora, mas também era... uma "chaminé ambulante", como dizem. Sempre que nos encontrávamos, ele saía para fumar de hora em hora e não se restringia a um único cigarro; a cada

---

3 DADOS e números da prevalência do tabagismo. **Inca – Instituto Nacional do Câncer**, 5 mar. 2021. Disponível em: https://www.inca.gov.br/observatorio-da-politica-nacional-de-controle-do-tabaco/dados-e-numeros-prevalencia-tabagismo. Acesso: 14 set. 2021.

saída eram dois ou três, pelo menos. E sabe o quê? Não pensava duas vezes em arremessar suas bitucas no chão, na calçada, na rua, pela janela do carro, onde quer que estivesse!

Ele acreditava: *Ah, é só uma bituca, não faz diferença; não é meu lixo, sozinho, que vai destruir a natureza.* Pois bem, de acordo com a Universidade Federal de São Paulo (Unifesp), "um cigarro pode demorar de um a dois anos para se decompor. Jogar um cigarro sem filtro no campo é nocivo, uma vez que o tabaco e a celulose levam quatro meses para sumir. Contudo, se jogado no asfalto, o tempo de vida da bituca é ainda maior".[4] Outros estudos sugerem que pode levar até cinco anos para que esse resíduo se desfaça por completo, mas, nesse tempo, claro, as bitucas entopem bueiros, contaminam a água, o solo e o mar. Ou seja, de bituca em bituca, esse moço, sozinho, estava causando um problemão!

Em dado momento, ele decidiu falar sobre seu vício em uma de nossas sessões: "Comecei a fumar por influência de amigos, quando estava prestes a completar 18 anos. Primeiro, era uma atitude social,

---

4 TEMPO de decomposição. **Eco-Unifesp** [s.d.]. Disponível em: https://dgi.unifesp.br/ecounifesp/index.php?option=com_content&view=article&id=16&Itemid=11. Acesso em: 14 set. 2021.

QUAL É A SUJEIRA DEBAIXO DO SEU TAPETE?

só fumava quando estava em uma festa, por exemplo. Depois, comecei a fumar à noite, em casa, para relaxar. Quando me dei conta, fumava assim que acordava, antes e depois de comer, antes e depois de tomar banho, antes e depois de ir à academia. Hoje, o cigarro está comigo antes, durante e depois de qualquer atividade".

Àquela altura, os efeitos nocivos do tabagismo não eram mais novidade para ninguém. Ele sabia que estava se intoxicando com substâncias que, eventualmente, poderiam deixá-lo bastante doente. E como se não bastasse o potencial de arcar com diversos danos físicos em um futuro não muito distante, tinha ainda o lixo emocional que despejava dentro de si mesmo sem parar. Convivia diariamente com pensamentos do tipo: *sei que me faz mal, mas não consigo parar; eu sou um impotente, não consigo nem controlar o meu vício; gasto todo meu dinheiro com cigarro, sou um imprestável; eu não sirvo para nada*.

"Eu sou um lixo", ele me disse, um dia, com bastante pesar, ao contar que havia falhado mais uma vez na tentativa de parar de fumar. Você já se sentiu assim ou usou essa frase? Bem... Como é possível que alguém se torne ou seja um lixo? Não vamos confundir as coisas: nós não somos lixo, nossos comportamentos é que têm o potencial de gerar lixo!

E a verdade é que nem sempre nos damos conta de que estamos engajados em hábitos nocivos para nós mesmos, para os outros ou para o nosso meio. Pagamos um preço alto por esses comportamentos, mas nem se compara ao sofrimento que vivemos quando continuamos comprometidos com vícios que, sabidamente, nos prejudicam. Se um hábito, por si só, como fumar ou beber, já tem potencial de acabar com a nossa saúde física, os pensamentos constantes de autocrítica e de autopunição causam efeito similar na saúde mental.

Seja como for, consciente ou inconscientemente, cada vez que pensamos "eu sou um lixo" ou qualquer uma de suas variações, o que estamos fazendo é equivalente a arremessar bitucas emocionais aparentemente inofensivas para dentro do nosso sistema. E esse é só um exemplo do lixo emocional que acumulamos ao longo da vida.

Vamos então falar da sujeira escondida debaixo do seu tapete? Para começar, o que você precisa saber é que o lixo emocional nasce da impotência, da raiva, da mágoa, do desapontamento, da frustração, da desconfiança, de tudo negativo que pensamos e sentimos sobre nós mesmos e, depois, sobre os outros. O lixo emocional é a insatisfação nua e crua vinculada ao desamor.

E que atire a primeira pedra quem não sente essas coisas de vez em quando. A maioria das pessoas só não assume que está insatisfeita com a própria vida ou com as próprias relações porque não encontra energia para abrir e mexer nessa grande composteira de sentimentos. O casamento esfriou, o filho dá trabalho, a carreira não vai para frente, o dinheiro está curto, mas mudar para quê? É tão arriscado. Não vale a pena.

Há quase trinta anos, estou à frente do Processo Hoffman, um dos maiores treinamentos de autoconhecimento do mundo e recebo muita gente boa (aliás, se você é meu ex-aluno, que delícia tê-lo por aqui!). Essas pessoas são legais, querem mais da vida, buscam se aprimorar e chegam trazendo uma série de questões para resolver. Algumas estão preocupadas com os conflitos familiares, outras chegam com um problemão na vida profissional, há quem esteja lidando com o luto. Enfim, recebemos um pouco de tudo, mas uma queixa muito comum é: "Tenho tudo do bom e do melhor, levo uma vida confortável financeira e materialmente, mas... sinto um vazio!".

A propósito, vamos logo dar fim a esse paradigma. O lixo emocional não poupa ninguém, nem mesmo as pessoas que acreditam que já têm tudo. Porque, enquanto não temos dinheiro, acreditamos que ter dinheiro solucionará os nossos problemas. Mas, aí, o dinheiro entra e, embora ajude muito e possa até resolver um pedaço, não é capaz de transformar nosso estado emocional por completo. Resultado? A insatisfação pessoal aparece novamente.

O LIXO EMOCIONAL É A INSATISFAÇÃO NUA E CRUA VINCULADA AO DESAMOR.

Essa regra não vale só para o dinheiro. Quando eu me casar, eu vou ter... Quando eu for promovido, eu vou fazer... Quando eu comprar a casa própria, aí eu vou poder... Falei disso no meu primeiro livro, *O mapa da felicidade.*[5] Nós ficamos esperando o "quando" e achando que, lá na frente, seremos felizes e realizados, mas nem sempre é isso o que acontece. E aí, frustrados e insatisfeitos com as expectativas não atendidas, produzimos mais lixo emocional.

---

5 CAPELAS, H. **O mapa da felicidade**: as coordenadas para curar sua vida e nunca mais olhar para trás. São Paulo: Gente, 2016.

QUAL É A SUJEIRA DEBAIXO DO SEU TAPETE?

Outro gerador de lixo emocional é o medo, aliás, o pavor de errar. As pessoas com muito medo de errar se atentam bastante ao que precisam fazer para serem aceitas e elogiadas. A verdade é que quem faz de tudo para agradar o outro e ser aceito também tende a ser muito vaidoso e carrega uma necessidade enorme de aplauso e reconhecimento – porque não se reconhece.

Sabe as pessoas bem-sucedidas e que acreditam que já têm tudo (de quem falei agora há pouco)? Entre elas, esse comportamento é bastante comum. Enquanto não escutam dos outros que são extraordinárias, que são profissionais brilhantes, que são pais/mães excelentes, ficam com o sentimento de que o reconhecimento não veio. Por que ninguém está falando sobre tudo o que eu já fiz, sobre o meu esforço, sobre mim? Não é necessariamente uma questão de egocentrismo, mas, sim, de cobrança e expectativa contínuas de que os outros validem sua existência.

Acontece que, quem espera reconhecimento do outro, muitas vezes, passa a sentir raiva do outro. Sim, porque as pessoas ao nosso redor não estão com um caderninho na mão, anotando se fomos bons ou ruins, se acertamos ou erramos. Elas estão tão preocupadas com suas próprias vidas, tão focadas em suas próprias insatisfações, que, às vezes, nem nos enxergam. E há algo pior do que não ser visto? A opinião dos outros importa demais, mas, muito pior do que ser criticado, é nem sequer ser notado!

Outra característica comum do acúmulo de lixo emocional é apontar os culpados do lado de fora: Ele(a) não me deu o que eu queria, buscava e esperava, por isso, estou tão infeliz, frustrada(o) e magoada(o). Meu marido não elogiou, meu chefe não viu, meus filhos não repararam. Eu faço tanto por essas pessoas e, no fundo, espero que retribuam meu esforço e dedicação! Mas, como eles não me dão o que preciso, sinto que sou inútil e que não tenho valor... "Eu sou um lixo", lembra?

Eu vou resumir em outra frase um pouco mais elaborada: "Eu não sou bom o suficiente". Se você já pensou isso a seu próprio respeito, deve se lembrar desse momento com amargor. É muito, muito dolorido achar que somos insuficientes. Normalmente, quando essa crença aparece, somos imediatamente tomados por uma vergonha infantil, uma vulnerabilidade sem tamanho e, de repente, é quase como se fôssemos uma criança indefesa de novo.

Se você viveu essa dor, em primeiro lugar, quero dizer que sinto muito – não é verdade, você é suficiente, sim (apesar de ter falhas, como todo e qualquer ser humano)! Agora, preciso lhe dizer que essa crença tão negativa é muito, muito mais comum do que você pensa. Todo mundo, em algum momento, acredita que não é bom o suficiente. E todo mundo que vive essa experiência também chega à seguinte conclusão: eu não sou bom o suficiente e é *por isso* que as pessoas não me enxergam, não me valorizam, não me reconhecem... E não me amam.

O lixo emocional é um cadeado que bloqueia a nossa capacidade de amar a nós mesmos e aos outros. Nós trancamos as portas e janelas de casa porque temos medo de que alguém possa entrar sem nossa autorização e causar danos. Agimos dessa maneira sem nem perceber e que, ao impedir a entrada dos outros, também estamos nos impedindo de sair. Fizemos o mesmo com nossa vida e nosso coração. O lixo emocional é o medo que nos separa da conexão verdadeira com o outro, afinal, ele bloqueia a passagem de qualquer emoção tanto para fora, como para dentro.

INOVAÇÃO EMOCIONAL

TRATAMOS O LIXO COMO LIXO, TRATAMOS O OUTRO COMO LIXO E NOS TRATAMOS COMO LIXO – TUDO PORQUE ESTAMOS TRISTES, COM MEDO E COM RAIVA

Quando o meu filho tinha 11 anos, nós tivemos uma discussão acalorada sobre algo que faria toda a diferença na vida dele: em uma tarde qualquer, eu o proibi de jogar futebol com os amigos do prédio enquanto ele não terminasse o dever de casa. Você acredita que fiz isso?! Não ria, é sério! Ele ficou muito magoado comigo. Muito bravo. E, enfim, ele me sentenciou: *"Mãe, um dia, na velhice, você vai precisar da minha ajuda para fazer as coisas que gosta e eu não vou ajudar você! Hoje você me diz 'não', mas amanhã sou eu quem vou lhe dizer 'não'".*

Pode ficar tranquilo, hoje ele é um amor de pessoa! Mas ali, naquele momento, expressou a raiva infantil que acontece com absolutamente todas as pessoas do mundo (sim, inclusive com você!). Na lógica do meu filho aos 11 anos, quando eu lhe disse "não, você não pode jogar futebol agora", ele se sentiu punido, contido, reprovado e não amado. E, nessa mesma lógica infantil, ficou com tanta raiva que jurou vingança contra mim: quem eu, a mãe dele, penso que sou para fazê-lo se sentir assim? Ah, ele tinha de me fazer pagar por isso!

Será que você reconhece essa cena de algum lugar? Quando criança, algo parecido aconteceu na sua história. Em algum momento, você se sentiu punido, esquecido, ignorado, reprovado e desamado pelos seus pais (ou cuidadores), e sentiu tanta raiva que prometeu vingança. Independentemente de lembrar ou não, essa experiência fez parte da sua formação e a dor de tudo isso ficou guardada no seu inconsciente até hoje.

Bob Hoffman, criador da metodologia Hoffman, chamava essa raiva interna, inconsciente e não expressada de raiva histórica. Ele dizia que nenhuma das frustrações que a criança passa – nenhuma violência, grosseria ou agressão, por exemplo – fica impune. Por isso, todos nós, quando criança, sentimos raiva, juramos vingança e prometemos: "Quando eu crescer, você vai ver". O que acontece é que, se não acessarmos essa informação a partir do autoconhecimento, nós vamos para a vida adulta transformando toda a raiva em projetos ousados (e, muitas vezes, infantis) de vingança sem nem nos darmos conta.

Por exemplo: você já tomou uma fechada no trânsito e ficou tão, mas tão irritado, que xingou o outro motorista, fechou de volta, enfim, agiu para dar o troco? Alguém já furou a fila na sua frente e, imediatamente, você desejou que essa pessoa morresse ou pagasse um preço muito alto? Quais acontecimentos mesquinhos do dia a dia – e que, no grande esquema da vida, você sabe que são mesquinhos – causaram em você uma raiva cega e um desejo intenso de que o outro pagasse pelo que fez?

Ah, e tem mais: além de ter vivido essa experiência tão raivosa, você passou o dia falando sobre o que lhe aconteceu! Contou para os colegas de trabalho, para a esposa, para o terapeuta e repetiu até na reunião de família no domingo. A história continua repercutindo em seu interior: "Me lembro como se fosse agora", você diria. E eu lhe pergunto: para quê?

Quando relembramos uma história, o nosso cérebro não faz distinção entre a memória do fato e o fato em si. Em nossa cabeça, então, é como se estivéssemos vivendo aquilo tudo de novo, o que vai gerar novas emoções em resposta a um velho acontecimento. Isso é literalmente ressentimento: você revive um episódio do passado e ressente as emoções no presente.

Nem preciso dizer, preciso? Tudo isso é lixo emocional. Quando eu xingo o motorista que me

QUAL É A SUJEIRA DEBAIXO DO SEU TAPETE?

fechou, quando desejo a morte da pessoa que furou fila, quando conto e reconto o que me aconteceu – ou seja, quando reitero meu compromisso infantil de transformar raiva em vingança – eu gero mais e mais lixo dentro de mim, e ainda faço questão de despejar essa sujeira nas minhas relações, afinal, saio por aí contando, e repetindo, e reclamando...

O que quero lhe mostrar é que a dor do abandono infantil gera a raiva histórica, mas também fomenta a raiva na fase adulta. E a raiva, assim como o medo e a tristeza, merece toda a nossa atenção e cuidado, já que esses três sentimentos são importantes fontes de lixo emocional. Ou seja, enquanto eu não puder reciclar tudo isso, vou continuar gerando entulho interno e externo. O assunto é tão sério que as expressões "estou morrendo de raiva" ou "estou morrendo de medo" não poderiam ser mais verdadeiras – a raiva e o medo reprimido estão associados ao surgimento de várias doenças emocionais e mentais, inclusive ansiedade e depressão.

Mas não se preocupe se você não conseguiu chegar à raiz do seu abandono infantil, porque ainda vamos falar mais a fundo sobre o assunto no próximo capítulo. O que você precisa saber, por enquanto, é que é possível que tenha se sentido abandonado mesmo que, na sua lembrança, nunca lhe tenha faltado nada em casa durante a infância, mesmo que seus pais tenham sido superamorosos e presentes, e mesmo que você tenha tido um lar e comida à disposição. O abandono é um sentimento tão complexo que, muitas vezes, não conseguimos percebê-lo, entendê-lo ou processá-lo. Por isso, frequentemente, pulamos essa dor e vamos direto para a raiva. E estamos todos com muita raiva represada, muita raiva guardada, muita raiva pronta para explodir. A pandemia da covid-19 também aumentou nossa raiva reprimida.

E você já percebeu como ela explode de pouquinho em pouquinho no seu dia a dia? Você fica com raiva porque o elevador está demorando justo quando está atrasado, porque o farol não abre logo para que possa atravessar a rua, porque seu filho perdeu a hora e quem se atrasou foi você, porque sua esposa só reclama do seu futebol, porque seu melhor amigo "deu o cano" em você e porque sua mãe só sabe criticar você – aliás, se for bem honesto, das pessoas que lhes são muito próximas, você não sente apenas raiva, mas, sim, ódio às vezes!

Raiva e ódio são sentimentos destrutivos, mas você já sabe disso. Desejo chamar sua atenção mesmo para suas atitudes quando sente raiva e ódio... Mais precisamente, para a agressividade que nasce a partir dessas emoções. Mesmo que você não seja uma pessoa com perfil violento, é muito possível que esteja transformando esses sentimentos em crítica e autocrítica, punição e autopunição, vingança e auto-vingança, e o ciclo nunca tem fim.

O ABANDONO É UM SENTIMENTO TÃO COMPLEXO QUE, MUITAS VEZES, NÃO CONSEGUIMOS PERCEBÊ-LO, ENTENDÊ-LO OU PROCESSÁ-LO. POR ISSO, FREQUENTEMENTE, PULAMOS ESSA DOR E VAMOS DIRETO PARA A RAIVA. E ESTAMOS TODOS COM MUITA RAIVA REPRESADA, MUITA RAIVA GUARDADA, MUITA RAIVA PRONTA PARA EXPLODIR.

Dentro de nós, todo esse entulho não se mexe e não encontra caminho. Acumula e apodrece até se transformar em dureza. O corpo fica mais retesado, as expressões mais marcadas, os gestos e as palavras mais ríspidos, e apresentamos ao mundo a nossa nova carranca: *"é melhor manter distância"*. O outro precisa saber que, com você, ninguém mexe!

Percebeu o que aconteceu? Acabamos de falar disso! Nós jogamos a culpa toda no outro. As pessoas não merecem nosso melhor, nossa atenção, nosso carinho, nosso amor, afinal, elas tiram proveito, não dão valor, não nos reconhecem e ainda nos machucam! Ai, que raiva que dá! Ops... Viu como é fácil gerar lixo emocional?

Só um parêntese: enquanto eu lhe contava tudo isso, talvez você tenha se lembrado daquele dia, daquele evento, daquela pessoa que, uma vez, deixou você com muito ódio. Isso é apego. Essas memórias tão negativas e doloridas são lixo, mas, sem perceber, você escolhe não se desfazer delas. E o que eu quero lhe propor neste livro é um caminho, uma alternativa, um jeito de reciclar tudo isso para que tome alguma utilidade!

E posso ser sincera com você, não fica bravo comigo? Eu sei que essa pessoa o magoou lá atrás, mas aqui no presente ela não tem mais nada a ver com isso. Se você relembra e ressente, quem está produzindo esse lixo é você. Você pode escolher o que vai fazer com essa memória, mas está reagindo de maneira negativa, compulsiva e automática. E se você escolhesse fazer diferente? Do que você está com medo?

Pronto. Chegamos aonde eu queria. Agora que conversamos sobre a raiva histórica, quero falar também um pouquinho sobre o medo e a tristeza, porque esses três sentimentos estão entrelaçados. Essas são as três emoções do bicho – assim como nós, seres humanos, todo animal se sente raivoso, amedrontado e triste. E veja que curioso: mesmo sendo tão inerentes à vida, como temos dificuldade em administrar essas emoções, não é verdade?

CAPÍTULO 2

POR QUE MEDO E TRISTEZA TAMBÉM GERAM LIXO?

Dediquei um capítulo todo a esse assunto, mas, desde já, afirmo que abandono é o mesmo que falta; ou seja, nós fomos abandonados na infância por nossos pais (ou cuidadores) e ficamos com essa ausência registrada, com a dor da falta. E a falta, como você já sabe, nos deixa com raiva. Mas não é somente isso... Nós também sentimos medo. Isso mesmo! Quando pensamos na possibilidade da escassez, não é apenas a raiva que aparece, o medo vem junto nesse pacote! Nós acreditamos que, sem determinada coisa, pessoa ou situação, não vamos dar conta. Só de imaginar que um dia, quem sabe, talvez, possamos ficar sem comida, sem água, sem banho, sem o marido, sem o trabalho, sem a esposa, sentimos até um calafrio!

E o maior medo de todos, como já falamos, é o de não ser bom o suficiente para reverter esse quadro. A vida vai nos engolir, com certeza. Se estamos por cima hoje, a qualquer momento, estaremos por baixo. Se temos alguém que nos ama, vamos perdê-lo mais cedo ou mais tarde. O emprego bacana? Vamos ser demitidos assim que descobrirem que somos uma fraude. E como tudo isso é triste! A tristeza nasce da frustração, das tentativas que não se concretizam, ou seja, da falta também. Eu fico triste com o que eu não tenho; triste com o que eu nunca tive, nem nunca vou ter; e triste porque, o que eu tenho, corro o risco de perder.

Acho que deu para entender o ciclo, não é? A falta alimenta a raiva, o medo e a tristeza. E essas três emoções disparam os comportamentos geradores de lixo emocional. Mas não, nós não vamos trabalhar para parar de sentir raiva, medo ou tristeza, porque esses sentimentos fazem parte da vida e tudo que sentimos é precioso. O lixo é provocado pelo que fazemos com o que sentimos. E o que você faz com o que você sente é que pode ser reciclado.

Eu sempre conto que, quando era uma jovem adulta, costumava ser muito autoritária. Sentia tanto medo de tanta coisa que usava esse comportamento, do autoritarismo, para me proteger. Mas, claro, isso afastava as pessoas e me deixava triste. Eu me sentia muito mal a meu próprio respeito e brigava comigo mesma – "Heloísa, tenta ser mais mansa, vai?". Mas não tinha jeito! Era automático.

Hoje, quarenta anos depois, se eu não presto atenção, ainda reajo com autoritarismo quando fico com medo. O que aprendi a fazer, com paciência, persistência e prática, foi parar por um instante antes de reagir: "Ok, estou com medo. Qual a melhor maneira de agir aqui e agora?". Isso é reciclagem. Eu decido como vou transformar o meu velho autoritarismo em uma resposta nova e diferente para cada situação.

Perceba, então, que nós sempre estaremos sujeitos às emoções negativas, inclusive e principalmente à raiva, ao medo e à tristeza, mas isso não significa que precisamos reagir a esses sentimentos com os comportamentos de sempre. O que você fez sempre e no automático, provavelmente, traz resultados negativos para sua vida e suas relações, mesmo que você nunca tenha se dado conta. Mas essa reciclagem só será possível se você parar de brigar com o que está sentindo e aceitar que acontecimentos... acontecerão.

Um grande amigo, uma pessoa que eu amava, morreu quando eu tinha 17 anos. Eu não me conformava, ia trabalhar muito triste, pegava o ônibus e pensava: *Nossa, está todo mundo rindo, conversando. Como é possível?* Eu não conseguia aceitar que a vida seguia a despeito do meu luto, na minha tristeza. Mas foi isso mesmo o que aconteceu. A vida continuou, eu precisei voltar ao trabalho, precisei voltar para a escola, precisei aprender a conviver com aquela dor profunda da perda (e, para piorar, foi a primeira pessoa que perdi). Naquele momento, eu comecei a entender que a vida é implacável. Não importa o que você esteja vivendo, ela vai continuar. A tristeza vai aparecer de vez em quando e, tudo bem, faz parte.

Aceitar os momentos difíceis, a dor, a tristeza e as falhas que cometemos é essencial para reciclar o lixo emocional e os comportamentos negativos. Essa aceitação requer de nós autoavaliação e acolhimento do que há de bom e mal em nós. Pode parecer piegas, mas amor-próprio é fundamental se você quiser gerar menos lixo emocional aí dentro de você.

Só se amando você vai quebrar as crenças do "não sou bom o suficiente" ou do "eu sou um lixo", que são absolutamente destruidoras, um entulho

INOVAÇÃO EMOCIONAL

perigosíssimo para a sua saúde. Não ser suficiente tira a nossa vontade de buscar as coisas, de nos abrir para amar e para nos conectar com outras pessoas. Não dá para viver o tempo todo se achando um lixo, porque esse é o limite da invalidez! É essa a sensação de desvalia por trás de muitos casos de suicídio. Infelizmente, muitas pessoas perdem as forças contra esses pensamentos de autodepreciação. Elas se convencem de que seus problemas e suas dores são maiores que a vida, e encerrar a própria existência parece ser a única solução.

A autoaceitação é também a chave para a aceitação e a empatia. Nossos relacionamentos estão difíceis porque nós queremos ter direito, mas não queremos que o outro tenha direito também. Estamos vivendo nessa gangorra interna em que ora nos sentimos melhor, ora pior que as pessoas. E quando eu me sinto melhor, eu acuso, critico, julgo todo mundo. Todos estão errados e só eu estou certa. Meu valor fica atrelado ao outro: para que eu confirme que sou legal, linda, inteligente, bacana, o outro não pode ser nada disso. Então, eu procuro ativamente diminui-lo e me autorizo a despejar nele, e em quem mais atravessar meu caminho, todo o meu lixo emocional.

POR QUE MEDO E TRISTEZA TAMBÉM GERAM LIXO?

PODE PARECER PIEGAS, MAS AMOR-PRÓPRIO É FUNDAMENTAL SE VOCÊ QUISER GERAR MENOS LIXO EMOCIONAL AÍ DENTRO DE VOCÊ.

É por essa razão que tantas pessoas são rudes, grosseiras, ruins, e desprezam, atacam e diminuem os que estão à sua volta. Elas espalham maldades sobre os outros porque acreditam que, se o outro for considerado alguém bacana, isso imediatamente significa que elas não são. "Você viu o que o fulano fez? Você viu o que o fulano postou? Você viu a roupa do fulano?". Na base da fofoca, espalham seu lixo pelo mundo, assim como fizeram com a embalagem reciclável do sanduíche que comeram na hora do almoço (que foi parar no lixo comum), com o chiclete (que foi parar no chão) e com a latinha de refrigerante (que deixaram em cima da mesa do escritório para a faxineira recolher).

O lixo não some, ainda que pare em outro lugar. Por isso, mesmo quando o nosso lixo emocional é despejado no outro, ele continua reverberando. Igual acontece com o lixo material. Se a caixa de leite não desaparece somente porque saiu da sua casa, a maldade que você falou sobre aquela pessoa também não vai desaparecer apenas porque você parou de repeti-la. O lixo já foi gerado. Agora, só o que cabe fazer é... reciclar.

O LIXO SEMPRE VAI PARA ALGUM LUGAR – NORMALMENTE, "UM INOCENTE"

Seu lixo emocional sempre se transforma em comportamento. Você pode contê-lo, escondê-lo, represá-lo, porém, mais dia, menos dia, ele vai se manifestar nas suas relações. Aliás, é bem provável que você vá despejá-lo em cima de algum "inocente".

Lembrei-me de uma das minhas melhores amigas que, certa vez, tomou aquela bronca do chefe. Tinha perdido o prazo de um relatório importante, o que comprometeu uma expressiva entrega da equipe, enfim, aquela bola de neve. Ela passou o dia remoendo a falha: "Como pude fazer isso? Como pude me esquecer? Será que sou uma profissional incompetente? Será que não sou boa o suficiente?".

Por dentro, parecia uma panela de pressão, mas, por fora, era só sorrisos e gentilezas, afinal, ninguém no escritório podia perceber que estava morrendo de culpa e de vergonha. Foi para casa e chegando ao apartamento, deu aquela bronca no filho! Ela me contou: "Helô, quando passei pela porta e vi que ele estava no videogame e que não tinha nem mesmo tirado o uniforme da escola, me deu um nervoso! Xinguei por meia hora, castiguei e não parei até ele começar a chorar. Mas daí, mais tarde, quem chorou fui eu! Coitado... Descontei tudo nele!".

Como isso é comum... E como precisamos parar de achar que isso é normal! Em geral, quem recebe o nosso lixo emocional são os nossos amores garantidos, as pessoas mais próximas, aquelas que acreditamos que têm de entender e perdoar os nossos momentos de descompensação.

Mas você percebeu uma coisa? As empresas, finalmente, estão fechando o cerco contra os chefes raivosos, grossos ou estúpidos; isso não é mais tolerado, é assédio moral. No entanto, mudamos as regras sem propor qualquer mudança de cultura: nós não estamos ensinando essas pessoas a deixarem de ser raivosas, grossas ou estúpidas, apenas as estamos convencendo de que não podem agir assim no ambiente profissional. Mas e em casa?! No restaurante?! Com o atendente da academia?! Tudo isso ainda pode?!

Pois é, a regra deveria ser: se você aprendeu que não pode no trabalho é porque também não pode em lugar nenhum – nem em casa, com seus filhos, seus pais ou seu parceiro.

Vou apresentar mais um exemplo particularmente triste. Por causa da pandemia, como você sabe, muitas pessoas ficaram em casa por bem mais tempo e em condições muito menos favoráveis do que estavam habituadas. Inclusive casais que normalmente se viam muito pouco ou quase nunca. Então, em meio ao convívio forçado, não só as dificuldades das relações vieram à tona, como também a raiva e os comportamentos agressivos. Resultado? A violência contra a mulher saltou 20% nas capitais brasileiras,[6] enquanto os assassinatos subiram 5% em 2020, depois de dois

---

[6] VALENTE, J.; RODRIGUES, A. Violência contra mulheres cresce em 20% das cidades durante a pandemia. **Agência Brasil**, 13 ago. 2021. Disponível em: https://agenciabrasil.ebc.com.br/saude/noticia/2021-08/violencia-contra-mulheres-cresce-em-20-das-cidades-durante-pandemia. Acesso em: 22 set. 2021.

POR QUE MEDO E TRISTEZA TAMBÉM GERAM LIXO?

anos consecutivos de queda nesses índices.[7] Violência doméstica e assassinato são demonstrações extremas e representam apenas uma parcela da população.

Esse é o lixo emocional mais grave que se pode despejar em alguém. Se aprendêssemos desde cedo a gerenciar melhor as nossas emoções, não teríamos tantos casos de homens que agridem esposas e filhos apenas porque estavam irritados, mal-humorados, assustados, com medo ou nervosos – e porque foram ensinados que podem descontar esses sentimentos em cima de suas mulheres e crianças. Esses sentimentos negativos fazem parte da nossa humanidade e vão aparecer vez ou outra, mas não devem nunca, em hipótese alguma, gerar comportamentos que machuquem outras pessoas.

Acontece que, histórica e socialmente, os homens se sentiram autorizados a extravasar tudo isso com agressividade e brutalidade – e essa atitude precisa ser reciclada. Ao mesmo tempo, se as vítimas desses

---

7 BRASIL tem aumento de 5% nos assassinatos em 2020, ano marcado pela pandemia do novo coronavírus; alta é puxada pela região Nordeste. **G1**, 12 fev. 2021. Disponível em: https://g1.globo.com/monitor-da-violencia/noticia/2021/02/12/brasil-tem-aumento-de-5percent-nos-assassinatos-em-2020-ano-marcado-pela-pandemia-do-novo-coronavirus-alta-e-puxada-pela-regiao-nordeste.ghtml. Acesso em: 22 set. 2021.

abusos e dessa violência pudessem usar a própria raiva como catalisadora de mudança e reciclassem esses sentimentos para autoaceitação e amor-próprio, talvez, conseguissem ir embora muito antes de a violência se agravar.

Outra coisa que preciso lhe contar é que as emoções negativas, quando recicladas em comportamentos positivos, podem, sim, virar uma ferramenta a nosso favor. Uma mulher que pega sua raiva, seu medo e sua tristeza pela mão pode usar essas emoções para mudar de postura e para se recusar a receber o lixo do parceiro ou de qualquer outra pessoa. No primeiro xingamento, esses sentimentos já seriam combustível para uma nova resposta: "Eu não autorizo que você fale assim comigo".

É claro que não quero ser simplista sobre a realidade das mulheres que são vítimas da violência doméstica. O que quero mostrar é que nós não fomos autorizadas a dizer "não" e, quando dizemos, uma parte grande da sociedade continua a nos culpabilizar. Nós, mulheres, ainda somos ensinadas que é isso mesmo, que é esse o amor que merecemos, que é nosso papel abaixar a cabeça e aceitar o lixo dos parceiros. Agora, finalmente, estamos mudando esse paradigma aos poucos, estamos usando nossa raiva para o bem e dizendo "aqui não", "baixe a voz quando falar comigo", "eu tenho os mesmos direitos que você". Mas quanto lixo ainda despejam em cima de nós e dos nossos direitos!

Ou seja, as emoções negativas não estão condicionadas a virar lixo emocional. Com amor-próprio e aceitação, elas podem ser transformadas em outra coisa, mais útil, melhor e mais poderosa, capaz até de mudar o *statu quo* – como fizeram as mulheres que conseguiram se libertar de seus relacionamentos abusivos.

O INSTINTO INCONSCIENTE DE SOBREVIVÊNCIA PRECISA DAR LUGAR ÀS ESCOLHAS CONSCIENTES DE SUSTENTABILIDADE AMBIENTAL E EMOCIONAL

Há pouco, falei que tudo o que mais tememos é o abandono, a falta, a ausência. Também contei que as nossas experiências infantis e individuais fomentaram esse temor, porém tem mais uma informação importante: a nossa história enquanto humanidade é outro fator que sustenta o medo da escassez. Lá atrás, as sociedades marcadas por guerras, escravidão

INOVAÇÃO EMOCIONAL

e tantas outras dificuldades, de fato, passaram por privações. E essa memória inconsciente foi passada de geração para geração até alcançar a nossa. Aqui, no presente, mesmo que tudo isso esteja em um passado distante, a lembrança continua viva no inconsciente coletivo.

Por exemplo, quando os reis expandiam seus reinados e invadiam outras terras, tomavam também todo o espólio da população dominada. Eles roubavam toda a sua riqueza e, ainda, escravizavam aquelas pessoas. Nós melhoramos isso, mas, na inconsciência, continuamos presos a essa programação – com medo de que, a qualquer momento, o que é nosso seja tomado e, pior, que nós sejamos escravizados.

AQUI, NO PRESENTE, MESMO QUE TUDO ISSO ESTEJA EM UM PASSADO DISTANTE, A LEMBRANÇA CONTINUA VIVA NO INCONSCIENTE COLETIVO.

POR QUE MEDO E TRISTEZA TAMBÉM GERAM LIXO?

A escassez que tanto tememos pode até se concretizar, mas não nesses moldes. Passaremos por privações se não revisarmos nosso comportamento aqui e agora, mas não porque seremos escravizados ou porque um rei tomará nossa terra; e sim porque teremos destruído nosso planeta.

Por isso, é tão urgente que possamos ganhar consciência das informações e programações inconscientes que continuam ditando nossos comportamentos. Para inovar e fazer diferente, para salvar meu meio e minhas relações, para desenvolver sustentabilidade ambiental e emocional, eu preciso me olhar e olhar para a minha história, para a minha sociedade, para o meu entorno.

E se estivermos conscientes, poderemos fazer coisas maravilhosas com os nossos lixos. Para começar, ao lançar luz sobre essa questão, nós finalmente vamos mudar o paradigma de que o lixo é sujo e nojento. Compreenderemos que lixo reciclado vira dinheiro, lixo orgânico vira adubo e nutre a vida, e lixo emocional vira comportamento novo, diferente e saudável!

INOVAÇÃO EMOCIONAL

O Brasil é o quarto maior produtor de plástico do mundo e recicla apenas 1,28% de tudo o que produz![8] Já imaginou quantos tesouros abandonados estão espalhados nos nossos lixões – e que poderiam ser convertidos e transformados em outra coisa? Outro dia, li uma reportagem de um rapaz que trabalhava como gari e retirou, do lixo, uma porção de livros didáticos para estudar. Resultado? Passou no vestibular para Medicina![9] Isso é inovar, isso é transformar o velho em novo e em algo útil.

Inovação também é entender que consumimos muito mais do que precisamos e, consequentemente, geramos muito mais lixo do que deveríamos. Centenas de anos atrás, bem antes da Revolução Industrial, o homem usufruía da natureza e da terra sem preocupação, porque acreditava que seus recursos eram inesgotáveis. Hoje, nós já sabemos que isso não é verdade e, mesmo assim, continuamos presos ao conceito extrativista e

---

[8] MARASCIULO, M. Por que o Brasil ainda recicla tão pouco (e produz tanto lixo)? **Galileu**, 29 fev. 2020. Disponível em: https://revistagalileu.globo.com/Ciencia/Meio-Ambiente/noticia/2020/02/por-que-o-brasil-ainda-recicla-tao-pouco-e-produz-tanto-lixo.html. Acesso em: 14 set. 2021.

[9] MORAIS, R. Com livros achados no lixo, morador do DF aprende a ler e se torna médico. **G1**, 4 set. 2014. Disponível em: http://g1.globo.com/distrito-federal/noticia/2014/09/com-livros-achados-no-lixo-morador-do-df-aprende-ler-e-se-torna-medico.html. Acesso em: 22 set. 2021.

à ideia de que temos o direito de usufruir da natureza de maneira irrestrita – sem nenhum compromisso em respeitar ou renovar seus recursos. A tecnologia, que poderia ser aplicada para minimizar desperdícios, pelo contrário, ainda acelerou o processo de extração, causando um verdadeiro rastro de destruição.

PARA INOVAR E FAZER DIFERENTE, PARA SALVAR MEU MEIO E MINHAS RELAÇÕES, PARA DESENVOLVER SUSTENTABILIDADE AMBIENTAL E EMOCIONAL, EU PRECISO ME OLHAR E OLHAR PARA A MINHA HISTÓRIA, PARA A MINHA SOCIEDADE, PARA O MEU ENTORNO.

INOVAÇÃO EMOCIONAL

Costumo dividir as pessoas em seres conscientes e inconscientes – e vamos falar mais disso no Capítulo 3. Os conscientes usufruem da terra, devolvem e ainda deixam um troco. Como têm visão de longo alcance, eles pensam na continuidade da vida. Já os inconscientes são os egoicos, só pensam neles mesmos e têm uma visão muito curta. Continuam presos à ideia de que é "preciso extrair o máximo possível para não ficar sem", pois acreditam que sua sobrevivência está ameaçada.

A humanidade evoluiu impulsionada por seu instinto de sobrevivência. Foi assim que deixamos de ser nômades e criamos nossas primeiras comunidades, foi assim que inventamos o fogo, a roda e tudo mais que possibilitou irmos para frente até chegarmos aqui. Historicamente, a sobrevivência sempre ganha da consciência, por isso, na nossa trajetória, sobrevivemos a qualquer preço – matamos, destruímos, fizemos e acontecemos apenas para preservar as nossas vidas.

No entanto, se formos esperar que o instinto de sobrevivência nos mova e nos estimule a sair dessa situação, pode ser tarde demais. Então, agora, é hora de apelar para a consciência e para os conscientes. Repito: precisamos inovar na maneira como nos relacionamos com o planeta e com a sociedade de consumo, do contrário, não sobrará muito para os nossos netos.

POR QUE MEDO E TRISTEZA TAMBÉM GERAM LIXO?

Não adianta tampar os ouvidos e gritar "não é problema meu, eu não vou ter filhos", porque, mesmo se você não os tiver, este mundo ainda é o seu legado. Temos de usar toda a nossa competência de sobrevivência, de procriação, de evolução, só que agora com inovação. Vamos precisar tomar consciência de que nós importamos para este planeta e o impactamos. Se você está vivo, você impacta e produz lixo reciclável, orgânico e emocional. Agora que essa realidade está bem clara, fica a próxima pergunta: o que você vai fazer com todo esse lixo?

CAPÍTULO 3

COMO CHEGAMOS A ESSE ACÚMULO?

Hoje, para qualquer defeito que você encontrar em si mesmo, existe um aplicativo no celular criado especialmente para esconder ou mudar essa característica que você tanto desgosta. Quer um cabelo bem comprido e enrolado? Clique aqui. Desaparecer com os sinais de velhice da sua selfie? É para já! Fingir que a vida é um mar de rosas? Aqui está um cenário paradisíaco para aplicar na sua foto. E tudo isso vai imediatamente para as nossas redes sociais, à espera de comentários e interações. A nossa presença digital é quase toda pensada para o outro, para que as outras pessoas deixem um *like*, um comentário, compartilhem, enfim, demonstrem, de algum modo, que valorizam o que publicamos – ou seja, quem nós somos.

COMO CHEGAMOS A ESSE ACÚMULO?

Temos tanto, mas tanto medo de rejeição, que fazemos qualquer negócio para pertencer e para conquistar a atenção e a validação alheias. Então, se existe um botão, um *app* ou um dispositivo que aumente minha chance de sucesso com meus seguidores, não vou nem perder tempo: quanto mais curtidas, mais querida e valiosa eu me sinto. É... As redes sociais são o maior e melhor exemplo que posso recorrer para ilustrar o que o abandono infantil causa em todos nós.

Falei um pouquinho desse assunto no capítulo anterior e contei que esse é um conceito concebido pelo Bob Hoffman. O criador do Processo Hoffman também cementou uma teoria chamada Síndrome do Amor Negativo, que serve de base para o treinamento. Bob dizia assim: "No sentido mais amplo, o Amor Negativo é nada mais do que o estado de se sentir indigno de ser amado".

Então, vamos aprofundar essa ideia para que você compreenda como foi que acumulamos tanto lixo emocional. A Síndrome do Amor Negativo explica que todos nós, em algum momento da infância, não nos sentimos amados por nossos pais ou cuidadores. Aconteceu naquela bronca em público, naquele castigo que pareceu injusto, naquele dia em que eles demoraram para voltar do trabalho para casa ou, talvez, naquela vez em que perderam uma apresentação na escola. Olhando para trás, você pode até achar que acontecimentos assim não têm essa importância toda, que são muito pequenos para causar tanto estrago – e é claro que você pensa isso agora que é adulto. Lá atrás, quando era só uma criança vulnerável e pura, esses episódios marcaram sua vida para sempre (igual aconteceu com meu filho quando o proibi de jogar futebol, lembra?).

Diante desses acontecimentos, a raiva que sentimos foi tanta que nós juramos vingança: prometemos que nunca mais nos veríamos naquela situação de tamanha vulnerabilidade e fragilidade, de tamanho abandono e desamor. O que acontece é que essa programação infantil ficou aqui, muito bem guardada no nosso inconsciente até nos tornarmos adultos. E se não formos capazes de acessá-la, reconhecê-la e transformá-la, continuaremos agindo em função dessa vingança infantil que começou contra os nossos pais – mas, que hoje, se espalha contra todo mundo e está presente em todas as nossas relações, gerando muito entulho.

COMO CHEGAMOS A ESSE ACÚMULO?

A SÍNDROME DO AMOR NEGATIVO EXPLICA QUE TODOS NÓS, EM ALGUM MOMENTO DA INFÂNCIA, NÃO NOS SENTIMOS AMADOS POR NOSSOS PAIS OU CUIDADORES.

E não é só isso. Porque estamos presos a esse amor negativo, mesmo tendo sido tão profundamente marcados pelos comportamentos de nossos pais na infância, acabamos copiando e repetindo esse jeito de ser quando nos tornamos adultos – seja fazendo igual ao que faziam, seja fazendo o oposto. Agimos assim porque, afinal, esse comportamento é o que conhecemos como amor, é o que chamamos de amor – ainda que não passe de amor negativo.

Quando eu explico essa teoria, muita gente logo me diz: "Ah, não! Se é assim, eu não vou ter filhos, não vou perpetuar a dor dos meus pais nos meus filhos e

INOVAÇÃO EMOCIONAL

não vou dar nem chance para esse tal de amor negativo". Os que decidem "arriscar" bolam uma estratégia: vão dar tudo do bom e do melhor para seus filhos, aliás, vão dar tanto, mas tanto, que eles jamais poderão sofrer dessa síndrome! Seu pensamento é algo como: *os meus pais não me deram/não tinham para me dar; eu vou fazer tudo diferente com meus filhos.*

Mas o que será que tem nesse "tanto" que eles planejam dar? Acertou se respondeu... Dinheiro! Ou o que ele pode comprar. O plano é dar a melhor escola, a melhor roupa, os melhores cursos, o melhor plano de saúde, o inglês, o judô, o videogame. E isso também é ilusão, é crença infantil, é amor negativo.

O brasileiro de classe média teve uma infância relativamente simples. Seus pais deram o bom, mas não necessariamente do bom e do melhor. Ter tudo do bom e do melhor foi a realidade de uma minoria da nossa população. E mesmo assim nós nos tornamos gente boa, trabalhadores, capazes, felizes. Então, por que é que achamos que nossos filhos precisam de tanto mais do que nós tivemos?

O que temos de dar mesmo para nossos filhos é amor e isso já está pronto, é de graça. Quanto ao resto, fique tranquilo porque eles vão na onda do que a família tiver, ou seja, eles topam as regras e condições que estiverem colocadas na sua casa. A criança

COMO CHEGAMOS A ESSE ACÚMULO?

não pede e nem precisa de mais do que isso – falo na condição de mãe de quatro filhos. Mas porque achamos que eles precisam do tal "do bom e do melhor", nós nos comprometemos com rotinas impossíveis de trabalho para ganhar mais, para poder investir mais e para que eles tenham mais.

Assim, nossos filhos ficam sob o cuidado da melhor escola e da melhor babá para que possamos passar doze, treze, catorze horas fora de casa, no trabalho, construindo um patrimônio que ficará como legado para essa criança que aqui, no presente, quase nunca está conosco. Não estou dizendo que pais e mães devem ficar em casa para cuidar dos filhos em vez de trabalhar, porque isso também é coisa do passado. Estou dizendo que precisa haver equilíbrio.

Seus filhos querem seu tempo e sua atenção, mesmo que seja por apenas trinta minutos por dia. Essa meia hora é sua com eles, é você presente, sem celular, sem redes sociais, só compartilhando carinho, afeto e atenção, curioso e atento para entender quem seus filhos são. Isso pode ser muito mais formativo do que matriculá-lo naquele curso caríssimo e concorridíssimo. Afeto e amor empoderam uma criança a entender e acreditar que ela tem potencial para ser e fazer o que quiser! Isso, sim, é geração de riqueza, é construir e deixar legado.

Mas o modelo que estamos reproduzindo à exaustão para garantir que nossos filhos tenham tudo do bom e do melhor só deixa, como herança, a dificuldade de amar e ser amado, de interagir e de criar intimidade, e até de lidar com o próprio lixo emocional – afinal, se nós aprendemos com nossos pais por cópia e repetição, mas não estamos lá para nossos filhos... A quem eles vão imitar?

Além de tudo, essa dinâmica é bastante incapacitante. Sei disso por experiência própria. Esses meninos e essas meninas crescem e, lá pelos 20 anos, muitos deles vêm parar no Processo Hoffman. Eles são lindos, inteligentes, bem-humorados, mas não querem nada, não têm motivação alguma. Tiveram uma vida muito fácil, mas também, muito solitária. O abandono infantil que viveram ganhou um agravante, que é o mimo. Assim, estão completamente perdidos, sem saber qual caminho seguir e, ao mesmo tempo, sofrendo muito com a cobrança da família – que agora está dizendo: "Eu me esforcei muito para lhe dar tudo do bom e do melhor, e você não vai para frente!".

Esses jovens que tiveram tudo do bom e do melhor chegam à fase adulta sem querer estudar, sem querer trabalhar, alguns sem querer namorar (porque até isso requer algum compromisso e eles têm pavor de compromisso). Eles foram abandonados pelos pais que estavam muito comprometidos com a ideia de trabalhar para ter e, agora, se vingam – qual a graça de trabalhar?! Qual a graça de se comprometer?! Qual a graça do dinheiro?!

Recentemente, eu recebi um aluno que me disse: "Helô, me ajuda a querer 'querer'. Porque nem isso eu quero. Eu sei que eu preciso de ajuda, que preciso querer qualquer coisa, mas não tenho motivação nem para ter motivação".

Enquanto um monte de gente da idade deles já é super-responsável, trabalha, estuda e paga as próprias contas, faz um pé-de-meia para o futuro, esses que foram mimados não têm a menor noção de onde vem o recurso material, de quantas horas de trabalho são necessárias para comprar aquele tênis tão cobiçado, de que o dinheiro acaba e de que pessoas ainda morrem de fome todos os dias. Eles não têm esse registro em lugar nenhum, porque, nas suas vidas, isso nunca foi verdade. O que eles sabem e acreditam é que nem precisam se preocupar porque o dinheiro nunca vai faltar.

Embora eu esteja dando o exemplo dos jovens adultos que foram crianças mimadas, pelo Processo Hoffman, passam pessoas com histórias de vida muito diversas. Recebo alunos que tiveram infâncias muito, muito, muito pobres; e alunos que fizeram

INOVAÇÃO EMOCIONAL

parte dessa minoria riquíssima, com acesso a tudo que se tem direito. O convívio com a miséria financeira e material, comum entre aqueles que foram muito pobres, deixa marcas profundas em uma pessoa, que podem levar uma vida para sarar. Mas os que viveram a miséria emocional, como no caso dos muito ricos, também sofrem muito, porque ficaram com esse vazio impreenchível e não foram instrumentados a "dar a volta por cima". A miséria, qualquer que seja, nos torna miseráveis. Um pedaço nosso fica com essa falta para sempre e só com muita reciclagem conseguimos perdoar e ressignificar essas memórias.

"Bom, mas e aí?", você deve estar me perguntando, "Existe um jeito de evitar a Síndrome do Amor Negativo? De impedir que meus filhos sofram esse abandono infantil?". E tenho de dizer a você que não, até porque esse "choque", esse "não" que leva ao abandono serve de referência para que as crianças comecem a formar suas próprias personalidades. Mas você pode, sim, dar tudo do bom e do melhor, só que do ponto de vista emocional – o seu melhor amor, a sua melhor presença, a sua melhor risada e a sua melhor capacidade de ensinar como se lida com as emoções difíceis da vida (eles vão copiar você, lembra?). O seu melhor não precisa ser financeiro, material. Essa ideia está ultrapassada e nós estamos aqui para inovar.

NÃO EXISTE UMA ÚNICA FAMÍLIA FUNCIONAL NO MUNDO

"Espere aí", uma aluna me disse logo no nosso primeiro encontro. "Mas eu não reconheço nada disso! Minha infância foi ótima e meus pais foram perfeitos! Nós não fomos ricos, mas não me faltou nada". E começou a discorrer sobre a sua "família feliz e sorridente de comercial de margarina".

Bem, se você está pronto para me dizer algo parecido, eu respondo, de antemão, que o entendo perfeitamente. Não é nada fácil olhar para a nossa infância, para os nossos pais e familiares, e procurar suas imperfeições. Principalmente porque somos parte de uma sociedade cristã e fomos ensinados que pai e mãe são sagrados! Não podem ser criticados. Ainda mais se eles já faleceram... Aí, então, não pode mesmo.

Se esse é seu caso, preciso lhe dizer que seus pais foram gente boa, sim, pessoas incríveis. Não estou falando o contrário. Eles fizeram o possível e o impossível para educar e ver você crescer com saúde. Só que a dor do abandono infantil não se restringe às famílias com casos pequenos, médios ou graves de negligência. Mesmo os pais amorosos, que fizeram o melhor que podiam, inevitavelmente cometeram um ou outro deslize que ficou registrado para sempre nas memórias de seus filhos.

Na infância, os nossos pais nos dão todas as referências que levaremos para a vida. Eles nos contam o que é bom ou não, o que é certo ou não. Nós nascemos puros, sem nenhuma dessas informações, e por meio da interação com eles – vendo e ouvindo o que fazem – nós "instalamos" aos poucos as noções mais básicas da vida. Enquanto crianças, somos os maiores fãs desses "grandões", desejamos copiá-los porque queremos que nos amem irrestrita e incondicionalmente. Mas, então, um belo dia, vem o desamor e muda tudo. E, pela primeira vez, entramos na vingança.

Não sei se você leu meu livro *Perdão, a revolução que falta*,[10] mas nele falo bastante sobre o ciclo da vingança. Basicamente, funciona assim: eu sinto dor, a dor gera raiva, a raiva gera vingança e a vingança causa dor de novo. Mas eu nunca interrompo esse ciclo porque, na volta, a dor fica sempre maior, assim como a raiva e o desejo de vingança também crescem progressivamente.

---

10 CAPELAS, H. **Perdão, a revolução que falta**: o ato de inteligência que vai curar a sua vida. São Paulo: Gente, 2017.

COMO CHEGAMOS A ESSE ACÚMULO?

Outro dia, meus filhos estavam brincando e um empurrou o outro. Aí, o mais velho, que já fez o Processo Hoffman e entende um pouco mais da dinâmica entre dor e vingança, disse: "O problema da brincadeira de mão é que um empurra, mas o outro não devolve na mesma medida, ele sempre dá o troco com mais força. Eu o empurro e agora você quer me dar um tapa. Aí, você me dá o tapa, eu fico muito nervoso e quero bater de verdade em você. E nós vamos ficando com tanta raiva um do outro que só vamos parar quando alguém se machucar". Esse é o ciclo da vingança!

Mas, quando somos adultos, nós não saímos por aí distribuindo empurrões, tapas e socos (quer dizer... a maior parte dos adultos não sai distribuindo safanões). Nós nos vingamos – e muito! – com nossos comportamentos. E o pior de tudo é que sempre achamos que o outro fez de propósito. *Como ele não me atendeu na hora que eu queria falar, agora, eu só vou atendê-lo amanhã, quem mandou?!* Às vezes, nem passa pela nossa cabeça que ele estava ocupado, não podia falar.

Acredite, muitos gestos que nos machucam foram absolutamente não intencionais. A pessoa nem se deu conta de que fez. Estava tão enroscada na própria vida que nem viu, passou por cima e não percebeu. Não é pessoal, mas, na nossa fantasia, achamos que sim, que foi uma decisão pensada e calculada contra nós. E então elaboramos o plano de vingança intencional contra alguém que provavelmente nos machucou sem perceber até que, enfim, damos o troco à altura e magoamos essa pessoa – que, na tréplica, sabe que fizemos de propósito e agora está com muita raiva. Que dinâmica sórdida, percebe? Nós estamos criando, devolvendo e aumentando a dor. Criando lixo em cima de lixo.

A raiz desse ciclo de vingança e, consequentemente, da miséria emocional é o abandono que começou na infância de todos. Sim, todos nós viemos de famílias disfuncionais, porque todos nós tivemos um pai e uma mãe imperfeitos. Em algum momento, nós nos sentimos indignos de receber amor. O que significa que todas as crianças estão presas a um sistema familiar que, apesar de estar cheio de falhas e dores, é seu. Elas querem e precisam pertencer a esse grupo e farão o que for preciso para serem aceitas e amadas.

O que acontece – e essa é a parte que preciso muito da sua atenção – é que essa informação não fica restrita à infância. Nós levamos tudo isso no nosso inconsciente para a fase adulta, lembra? De acordo com a Síndrome do Amor Negativo, nosso desejo de pertencimento é tanto que, mesmo cientes das falhas do nosso sistema familiar, nós vamos copiar essa estrutura como prova de amor aos nossos pais. E, assim, com 20, 30, 40 anos, reproduzimos o mesmo desamor que vivemos quando éramos apenas crianças.

Vou dar um exemplo. No último grupo do Processo Hoffman, uma das minhas alunas contou de seu pai, um caminhoneiro aposentado que, na sua infância, passava meses fora de casa a trabalho. Ela mal se lembrava das interações com ele. Contou, inclusive, que em uma de suas viagens, o pai deixou a barba crescer e, quando voltou, ela não o reconheceu. "Helô, é uma lacuna em branco. Não me lembro dele no Natal, nas reuniões de família, nem em casa, assistindo à TV. É como se ele não existisse antes de se aposentar".

Isso é abandono – não importa se o pai tinha ou não outra escolha, tinha ou não a abandonado intencionalmente, tinha ou não estado em casa em todos os Natais; era assim que ela havia registrado essa relação, era assim que se lembrava de seu pai de infância. Na sua memória, ele não esteve lá quando ela mais precisou – no dia da sua formatura da primeira série, no dia em que caiu da bicicleta, no dia em que pegou catapora. Cresceu e chegou à fase adulta ressentida por essa ausência, já havia até trabalhado essa dor nas sessões de terapia, mas não conseguia evitar de repeti-la na sua própria vida.

Na cópia e repetição, fazemos igual ou o oposto aos nossos pais. Por isso, para garantir que seus filhos não tivessem o mesmo sistema familiar e o mesmo desamor que viveu na infância, essa aluna era um grude com os meninos, controladora ao extremo, não permitia que fossem sequer à esquina sem sua presença.

Além disso, na cópia e repetição, nós repetimos o que aprendemos e entendemos como amor quando éramos crianças. Por isso, ela estava casada com o CEO de uma multinacional... Que nunca parava em casa, estava sempre viajando a trabalho. Quando o marido voltava de viagem, ela até se incomodava: "Já estou tão acostumada a ficar sozinha que, quando ele volta, eu fico meio perdida, sem saber o que fazer".

Depois de ler esse exemplo, será que você consegue identificar algum comportamento seu de hoje, de adulto, que tem repetição dos seus pais de infância? Faça uma força. Se precisar, interrompa a leitura por um instante e a continue quando tiver se lembrado de algum exemplo. As nossas cópias e repetições costumam ser tão, mas tão automáticas, que lembram um comando de computador: você copia daqui e cola ali tão rápido e fácil que, quando viu, já foi.

COMO CHEGAMOS A ESSE ACÚMULO?

O QUE PODEMOS FAZER COM AS NOSSAS CRIANÇAS?

Se você é pai ou mãe, talvez tenha ficado preocupado ou preocupada com o que estou contando. Pode estar questionando quais são as falhas do seu sistema familiar, quais são as cópias e repetições que seus filhos já fazem em relação a você, e se há algo que possa fazer para que não copiem o que você considera o seu pior.

Antes de prosseguir falando sobre você, seus lixos emocionais e sua capacidade de reciclar – que é o foco do meu livro, nós estamos cuidando de você! –, eu quero tranquilizá-lo. Como já disse, seus filhos precisam de amor. Com amor, eles darão conta da vida, não se preocupe. Agora, se você quer ir além, tenha em mente que estamos reproduzindo, em nossas crianças, um modelo no qual tudo o que queremos é adequá-las ao sistema vigente.

Nossos filhos precisam: usar as roupas adequadas, falar adequadamente, tirar boas notas, ser educada com as pessoas e pronto. Dificilmente se conta para a criança que ela é criadora de si mesma, que pode usar a imaginação, que pode sonhar alto. Dificilmente nós a olhamos com curiosidade para descobrir quem ela é em vez de lhe impor quem nós queremos que seja. Perguntamos "o que você quer ser quando crescer?", como se a única coisa que tivesse valor fosse seu futuro. As crianças têm seus próprios recursos e talentos, mas nós falhamos em valorizar as inteligências que elas já têm aqui, agora, pequeninas.

Quando elas são bebês até completarem 2 ou 3 anos, nós adoramos ver como descobrem o mundo ao redor, como se encantam e se espantam com coisas tão simples. Mas basta que cresçam um pouco para nosso foco mudar. Aí, o que importa é saber se elas sabem comer de garfo e faca, se falam baixo, se não se intrometem na conversa dos adultos, se são comportadas, se sabem usar o banheiro, se não brigam na rua. Esse, para nós, é o filho bem-educado. A educação foi feita para isso e tudo que sai fora desse "normal" recebe muita crítica, poda e manipulação. Mas calma! Não quero dizer que estabelecer limites não é necessário. A criança também precisa de referência para que saiba o que pode ou não dentro do convívio social, para compreender que seu espaço termina onde o do outro começa. Uma criança sem essa referência se torna um adulto desajustado. O "como dar a bronca" e o "como estabelecer limites" é que fazem a diferença.

À base da bronca ou não, é claro que as crianças se adaptam. A capacidade de adaptação do ser humano é extraordinária para o bem e para o mal. De tanto insistirmos, elas vão se adequar aos nossos moldes por amor. E, quando o fizerem, estarão deixando para trás partes de quem verdadeiramente são, porque foram compelidas a seguir o sistema social e familiar que impusemos.

E sabe por que isso é problemático? Porque estamos ensinando para nossos filhos que eles apenas terão nosso amor se forem de determinada maneira; que existe um jeito certo e um jeito errado, e, portanto, o amor só vai para quem agir do jeito certo. Assim, começamos a acreditar no certo e no errado, e não no amor. Começamos a ter medo de mudar, por que nossa mudança pode desagradar: "Vai que eu mudo e perco todo o amor que recebo?".

INOVAÇÃO EMOCIONAL

A CRIANÇA TAMBÉM PRECISA DE REFERÊNCIA PARA QUE SAIBA O QUE PODE OU NÃO DENTRO DO CONVÍVIO SOCIAL, PARA COMPREENDER QUE SEU ESPAÇO TERMINA ONDE O DO OUTRO COMEÇA. UMA CRIANÇA SEM ESSA REFERÊNCIA SE TORNA UM ADULTO DESAJUSTADO. O "COMO DAR A BRONCA" E O "COMO ESTABELECER LIMITES" É QUE FAZEM A DIFERENÇA.

Um bom exemplo disso são os filhos que se sentiram compelidos a seguir a profissão dos pais para

COMO CHEGAMOS A ESSE ACÚMULO?

agradá-los. Eu tenho uma amiga que, assim como seus pais, se tornou uma excelente dentista. Hoje, ela diz que ama o que faz, mas, para cursar Odontologia, teve de abrir mão da sua vocação, seu talento, que era a música. Quando entrou na faculdade de Música – que, aliás, não era qualquer faculdade, era a Universidade de São Paulo (USP) –, foi bombardeada, massacrada pelos pais: "E o consultório que montamos para você trabalhar? E todo o investimento que fizemos? E o dinheiro que poupamos para que você fosse dentista?". Quem aguenta tanta cobrança, quem suporta o peso de causar tanta frustração nos próprios pais?

Esse tipo de história é muito comum. As pessoas vivem e reproduzem a miséria emocional sem perceber a abundância que existe em nosso interior e ao nosso redor. Nós temos amor de sobra dentro do peito, amor que nunca se acaba, amor que se propaga, mas estamos entregando e despejando só lixo emocional. É invalidação, é bronca, é castigo, é crítica, é um desejo alucinado que nossos filhos se conformem e se desempenhem de acordo com nossos parâmetros. Assim como nossos avós fizeram com nossos pais e nossos pais fizeram conosco. Mas nós podemos interromper esse legado de miséria, como estou propondo nesse livro.

A verdade é que a geração de hoje busca recursos para romper com esses padrões, mas ainda está longe de ser o suficiente. É o grupo que mais faz terapia, que passou a discutir paternidade, que está ouvindo os filhos, que considera errado agredir mesmo que verbalmente as crianças, mas ainda é uma minoria e inclusive essa minoria peca pela falta de inovação nos comportamentos. Ainda ficamos presos aos nossos lixos emocionais, como você já sabe, porque estamos com raiva, medo e tristeza. Mas a limpeza há de começar, assim como a mudança!

OU NÓS VAMOS EMPREENDER A MUDANÇA OU A MUDANÇA ACONTECERÁ SEM NOSSA DECISÃO

Mudar é o verbo da modernidade, até porque, quando não mudamos, a vida vem e nos muda, não é verdade? Não temos o menor controle sobre grande parte dos acontecimentos das nossas vidas (vide a pandemia de covid-19) e isso vale para os nossos corpos também:

a cada dia que passa, ficamos um pouco diferentes. Nossa aparência física muda, nossos cabelos crescem ou caem, a pele se renova, as células trocam substâncias, tudo isso sem que sequer percebamos. Estamos em processo de mudança até quando permanecemos parados e, mesmo assim, quando alguém nos diz "você precisa mudar", parece um absurdo!

Por que mudar ainda é tão difícil? Bem, para começar, não queremos sair da zona de conforto. Gostamos de rotina porque ela nos traz alguma estabilidade (e isso vale, inclusive, para as pessoas de espírito livre que dizem odiar rotina). Quase todo mundo aprende desde muito cedo que "rotina = segurança + conforto".

Quando éramos bebês, precisávamos de muita rotina, era o jeito de crescer com segurança. Depois, já crianças, tínhamos hora para acordar e dormir, brincar e tomar banho, comer e até trocar de fralda. Mais rotina, mais segurança. E então, crescemos, fomos para a escola, e lá existia a grade curricular – de tal hora a tal hora, você aprenderá isso; depois, terá essa e essa aula; aí, pode ir para o intervalo. Se seguirmos o previsto, apenas vamos experimentar alguma liberdade nas nossas agendas quando formos adultos, depois de nos formarmos na faculdade. E, mesmo assim, no mercado de trabalho, criamos as nossas próprias rotinas para que apresentemos tudo o que é esperado (uma das minhas filhas, a Estela, por exemplo, sempre faz um intervalo no seu dia de trabalho e bebe um café às 4 horas da tarde).

Ou seja, a rotina é quase inerente às nossas vidas e, pensando bem, possibilitou que chegássemos até aqui. Então, para que mudar? Toda mudança de *statu quo* gera estresse, perdas e algumas dificuldades. E, sabendo disso, mesmo quando a mudança se torna necessária, nós só vamos empreendê-la no último minuto, quando não há outra opção.

Já reparou quanto tempo as pessoas costumam demorar para se prepararem para o casamento? Anos de namoro. Depois, anos morando juntos. E, então, noivado. Por fim, casamento. E quanto a uma mudança de casa, então?

Nos últimos quarenta anos, eu me mudei catorze vezes. Eu sei, por experiência própria, que mudar é difícil. Primeiro para a minha família e depois para mim, porque eu tenho de olhar todas as minhas coisas, decidir o que quero levar comigo e o que pode ficar para trás. No meio desse processo, olho em volta para aquelas caixas e toda aquela bagunça, e penso: *Que preguiça, por que fui inventar de me mudar?*

Então, não vou mentir para você. Eu também tive – e ainda tenho – de me treinar para mudar e para sair da minha zona de conforto sempre que possível

COMO CHEGAMOS A ESSE ACÚMULO?

e sempre que preciso, porque eu também vivo essa tendência de inércia. Nós achamos, de verdade, que é mais fácil ficar parado, no mesmo lugar e do mesmo jeito, e é isso que fazemos mesmo diante de situações insuportáveis e insustentáveis.

Nós tendemos a fincar os pés no velho/conhecido, porque ele nos dá conforto, aconchego e segurança. Mas, na maioria dos casos, isso não passa de ilusão. Muitas pessoas estão, nesse momento, frente a frente com decisões urgentes, mas se negam a essas mudanças por medo até o último minuto. Sabe o que acontece? Vem uma avalanche e as arrasta para outro lugar, mudando suas vidas sem sua autorização, sem seu controle, escolha ou vontade. Por isso, é tão importante que decidamos nosso próprio caminho antes que alguém ou algo de fora tome essa decisão no nosso lugar.

Esse assunto, aliás, me lembra de quando a Estela, minha segunda filha (a que para toda tarde para um café), que hoje é pesquisadora em uma universidade na Inglaterra, voltou para casa empolgada porque tinha aprendido a Lei da Inércia na aula de Física. A escola em que estudava tinha uma câmara a vácuo e a professora, para demonstrar como a Lei funciona na prática, colocou dois carrinhos dentro da câmara: um em repouso e um em movimento. No dia seguinte, os alunos voltaram ao laboratório para descobrir o resultado dessa experiência – e você precisava ver a empolgação da minha filha quando aprendeu que, enquanto o carrinho parado se manteve parado, o que estava em movimento continuou em movimento! Não é legal?! Essa é a Lei da Inércia. A não ser que algo exerça força em sentido contrário, algo que está em movimento se mantém em movimento. A mudança (ou movimento) são leis da física, ou seja, fazem parte da nossa natureza, mas nós insistimos em fazer força contrária, na tentativa de nos mantermos em nossa zona de conforto.

A segurança da zona de conforto foi extremamente útil enquanto crescíamos, mas nós, adultos, temos condição de escolher e de lidar com um período de menor estabilidade em prol de um objetivo qualquer. No entanto, continuamos agarrados ao lugar comum porque mudar cansa (afinal, é a força contrária ao movimento que estamos fazendo).

Vamos falar dessa crença de que mudar cansa e dá trabalho? Essa é outra ilusão perigosa que precisa ter fim. Mudar dá trabalho, sim, mas ficar parado, na mesma, é ainda mais cansativo. São muitas as coisas na vida que nos dão um empurrãozinho e nos colocam em movimento. É, no mínimo, muito chato viver sempre os mesmos ciclos, colher sempre os mesmos

COMO CHEGAMOS A ESSE ACÚMULO?

resultados, fazer sempre as mesmas reclamações e sofrer sempre as mesmas perdas. Cansa até de escrever.

E, se continuarmos nessa, o tempo vai passando, a vida vai se esgotando e para quê? O que você vive hoje é o que você esperava viver? Você está no lugar que achou que estaria? Está feliz com seus resultados? Afinal, a pessoa que você é hoje é a pessoa que você quer ser? Como você anda escrevendo a própria vida? Onde está colocando o seu potencial? Se sua vida acabasse hoje, você olharia satisfeito para tudo o que construiu e fez até aqui?

Sem esse esforço consciente para rever sua trajetória, você continuará copiando e repetindo a história dos seus pais e das gerações que os antecederam. Mas não, não estou falando só da parte boa e que merece ser honrada. Você continuará preso ao desamor, aos velhos preconceitos, julgamentos e críticas. Continuará espalhando lixo por aí, sem se responsabilizar. Continuará acreditando que ainda temos tempo para fazer diferente lá na frente...

É como aquele móvel velho, que era da sua avó, passou para seu pai e agora "mora" na sua casa. A gaveta precisa de conserto faz anos, mas você nunca encontra tempo para arrumá-la. Aí, toda vez que precisa pegar seus documentos importantes, é aquele enrosco para abri-la. "Que saco, preciso arrumar isso!".

Quanto tempo passou desde a primeira vez que você falou que a consertaria? O vazamento da pia, o buraco na parede, o estrado da cama, a TV do quarto de visitas... Está tudo esperando sua ação, transformação, reciclagem.

Fazemos o mesmo com as nossas vidas: se não nos mexemos para lidar com algo que incomoda na hora, não fazemos mais, já percebeu? Nós nos empolgamos, falamos: "Eu vou mudar. Vou fazer e acontecer, vou ser mais disciplinado, mais paciente, vou olhar para as pessoas de outro jeito". Mas não mudamos. Estamos muito acostumados a sermos como somos, e então, esses planos não sobrevivem a uma única noite de sono.

Repetimos a vida inteira os mesmos comportamentos por falta de autoconhecimento e, daí, por falta de inovação. Então, chegamos aos 60 anos dizendo: "Nossa, sou tão maduro". Não. Maturidade requer experiência. E se você fez sempre igual, se nunca arriscou, se apenas ficou na sua zona de conforto, você não tem experiência, tem somente idade!

Sabe por que tem tanta gente velha que só reclama, que perdeu a graça em viver, que não faz outra coisa a não ser lamentar? Porque essas pessoas estão, de fato, vivendo exatamente do mesmo jeito há décadas! É isto o que acontece com aqueles que não se desfazem dos velhos comportamentos, que não tentam e nem aprendem coisas novas: eles se desiludem, porque o resultado é sempre o mesmo e está tudo sempre igual. E, então, ainda colocam a culpa no outro. Do alto da sua velhice, dizem: "Aprendi que não se pode confiar nas pessoas, porque elas nos traem. Aprendi que todo mundo é ruim, interesseiro, só quer tirar proveito. Aprendi que vai governo, volta governo, e continua tudo a mesma coisa. Família, amigo, casamento, nada disso é bom, todos nos abandonam cedo ou tarde".

Envelhecer também é uma escolha. Quer dizer, a idade passa para todo mundo, claro, mas eu posso decidir se vou avançar no tempo comprometida com essa desilusão e reclamação que acabei de descrever ou se vou continuar me reinventando até o último minuto. Não quero ser aquele tipo de velha de quem eu não gostava nem de ficar perto quando era jovem. Então, estou me preparando para ser aquela senhorinha sábia, compreensiva e compassiva, a quem todos recorrem quando precisam desabafar, quando precisam de uma opinião ou um conselho.

Sim, eu quero ser aquela idosa que tem sempre uma palavra gostosa a dizer, uma risada para dar, um causo para contar. E, se Deus me permitir, não vou

INOVAÇÃO EMOCIONAL

perder o dom da fala, então, aproveitarei até o fim as minhas capacidades para continuar conversando com as pessoas com toda gentileza, delicadeza e amorosidade. É para isso que estou me preparando e não tenho a menor intenção de chegar lá desiludida, aborrecida, sem conseguir me encantar com as coisas ou sem ânimo. Imagine que chato é viver assim!

Aliás, eu quero construir uma velhice com saúde, não depender dos meus filhos nem para me distrair, quero me divertir com a vida mesmo quando estiver bem velhinha. Para isso, preciso preparar meu corpo, minha cabeça e principalmente o meu emocional. Não tenho como lutar contra a passagem do tempo. Os anos vão passar, eu vou ficar mais velha, mas envelhecer é ótimo. Quem não envelhece é porque morreu.

Você deve estar percebendo que tenho pensado muito nessa relação de maturidade *versus* velhice, porque não quero só ver o tempo passar, desejo curtir ao máximo o tempo que tenho pela frente. Às vezes, puxo papo com as pessoas da minha idade e pergunto quais são seus planos para o futuro, ao que elas me contam que querem envelhecer com saúde, sem depender dos filhos, com uma boa conta bancária, podendo viajar, passear, enfim, uma porção de coisas bacanas. Aí, eu pergunto de novo: mas o que você está fazendo para que isso seja possível? E a maioria não sabe responder. Elas estão fazendo apenas mais do mesmo – o que, em muitos casos, significa que vão viver a velhice semelhante a seus pais, com doenças, reclamações, problemas e dificuldades.

Isso me lembra da história que uma aluna me contou. No último Dia dos Pais, como de costume, ela foi comemorar ao lado do pai, que tem 66 anos. Formado em Contabilidade, trabalhou a vida inteira em bancos e depois virou corretor de seguros. Agora aposentado, tinha uma vida confortável e continuava a atender a alguns poucos clientes fiéis a quem não queria deixar na mão. Ainda assim, vivia muito solitário, dividindo a casa com seu gato vira-lata, o fiel companheiro que o seguia por todos os cantos pedindo colo.

"Helô, como quem não quer nada, ele me contou: 'Poxa, inventei de prestar aquele concurso e agora minha vida está uma loucura, mas é divertido'. Você acredita? Sem falar nada para ninguém, ele fez prova para um concurso do IBGE e passou! Já estava trabalhando havia dois meses como supervisor". Olhe que incrível!

Com o trabalho novo, o pai também ficou mais leve, menos fatalista, não falava só de desgraça e de doença. Ele tinha se reencantado, afinal, foi aprender algo novo, conhecer um monte de gente nova.

A minha aluna estava encantada com a coragem e a mudança do pai e ficou – como eu também fiquei – tocada por tamanha vontade de viver! Que inovação!

E todo esse sermão que estou fazendo sobre envelhecer é para lhe dar perspectiva, é para mostrar a você que o futuro está aí, e para convidá-lo à reflexão: para que reinventar? Para que inovar? Para que criar? Para que transformar o velho em novo? Para viver mais do que simplesmente sobreviver. E agora é urgente.

VAMOS NOS PREPARAR PARA A MUDANÇA: O QUE É IMPRESCINDÍVEL, PRIORITÁRIO E IMPORTANTE PARA VOCÊ? O QUE VOCÊ QUER LEVAR?

Agora, para prosseguir, minha pergunta é: você conseguiu identificar um pouquinho do seu entulho? Já sabe, mais ou menos, quais são os lixos que têm acumulado dentro de você, nos seus dias e nos seus relacionamentos?

Agora vamos aprofundar essa conversa com um exercício de autoconhecimento. Lembra quando eu disse que, na hora de mudar de casa, sempre olho todas as minhas coisas para decidir o que vai comigo e o que posso deixar para trás? Bem, para tomar essa decisão, eu me baseio em três perguntas.

A primeira: o que é imprescindível levar? Ou seja, o que é indispensável, aquilo que eu não posso viver sem. Essas são as coisas que, com certeza, precisam ir comigo. É imprescindível levar minhas bolsas? Não. As minhas panelas, os quadros, o espelho? Também não. Bom, mas meus documentos são imprescindíveis, desses eu preciso. A minha filha mais nova também é imprescindível, eu quero que ela vá comigo onde quer que eu more – mas isso não será para sempre.

Sim, porque o que é imprescindível pode mudar. Minha filha vai crescer, envelhecer, conseguir um emprego e mudar de casa também. A partir de então, levá-la comigo não estará mais na lista do imprescindível. Ah, mas os meus documentos, esses, provavelmente, continuarão!

E você? Se você fosse sair da sua casa hoje, agora, neste momento, o que é imprescindível levar? Quando faço essa pergunta para as pessoas, há quem responda "família", alguns dizem "cachorro, gato e papagaio" e outros falam "o meu diploma da faculdade". O que é imprescindível para mim, não precisa ser o mesmo para você. Agora, o que é imprescindível para mim, para você ou para qualquer outra pessoa não pode ser usado para justificar a não mudança, ok?

Eu não posso dizer: "Que pena, não vou mais me mudar porque não tem quarto para minha filha". É simples, eu preciso achar outro apartamento maior, mas continuar firme no plano de mudança. Falo isso porque, muitas vezes, as pessoas usam a família para justificar o ato de não mudarem. E família pode até ser imprescindível, mas não deve ser impeditiva. Porque, se fosse assim, as pessoas não conseguiriam tocar a própria vida depois que o pai ou a mãe morre, por exemplo.

Além disso, é muita responsabilidade que colocamos nas mãos deles! Imagine: se meus filhos são imprescindíveis e que, sem eles, eu não vivo, isso significa que não os autorizo a ganhar a vida e o mundo? Se meus pais são imprescindíveis, eles não podem se aposentar e mudar para um lugar distante só porque não aguento de saudade? Isso aprisiona as pessoas que mais amamos e nós queremos justamente o contrário – libertá-las para que sejam felizes como quiserem.

Uma dica: o que é imprescindível normalmente é muito menos e muito menor do que imaginamos. Não é a coleção de livros, de DVDs, nem os enfeites da sala; você pode ficar muito triste se perder essas coisas, mas sobreviverá sem elas. Mas seu RG, sua certidão de casamento, os documentos dos seus filhos, a escritura da casa – no meu caso, o passaporte – tudo isso é essencial, precisa estar na mala!

E o que é prioritário? Vamos pensar assim: eu tenho filhos pequenos. Eles precisam de mim e eu preciso cuidar deles. Tenho de trabalhar para lhes sustentar. Isso é prioritário, não vou deixar de fazer. Mas dar um sustento significa prover comida, escola, roupa, remédio e teto, além, é claro, como já falamos, atenção, amor, cuidado e carinho. Isso tudo é prioridade, não o apartamento na cobertura, não o carro do ano, não milhões de reais na conta bancária.

A questão é que estamos levando nossas prioridades muito longe, à beira do impossível. E quem quer tudo ao mesmo tempo perde o foco e acaba com pouco ou nada. As pessoas estão colocando, como prioridade, comprar o apartamento gigantesco, naquele condomínio de luxo e trabalhando além do saudável por essa conquista. Mas será que, de fato, elas precisam disso tudo? Talvez sim, mas, na maior parte das vezes, não!

Eu vivi essa experiência e posso compartilhar. Morava em um apartamento de 200m², aí fui para um de 130m² e, depois, para um de 90m². Em breve, mudo para um de 78m² e é lá que pretendo ficar. Depois de um tempo, a minha prioridade mudou. Enquanto todos os meus filhos moravam comigo, eu precisava do apartamento maior. Agora, prioritário para mim é limpar a minha casa sossegadamente, sem depender de ninguém. Eu mesma vou lá e varro, passo o pano no chão, tiro o pó, arrumo a minha cama. É fácil, pequeno, rápido. É do meu tamanho.

Mais uma pergunta e então fecharemos suas malas, porque você estará pronto para a mudança: o que é importante para você?

Por exemplo: a minha família, por um tempo, foi prioridade. As crianças eram pequenas e precisavam da minha atenção, do espaço, do cuidado, então, isso era prioridade. Hoje, à medida que eles crescem, voam e cuidam da própria vida, eles passam a ser importantes. Não mais imprescindíveis, nem prioritários. Mas eles são muito importantes. E importante é tudo o que tem significado na nossa vida.

Então, vamos ao seu checklist? Para a sua mudança, a mudança que estamos propondo, você vai levar:

- O imprescindível, ou seja, o que você não pode ficar sem;
- O prioritário, ou seja, aquilo que neste momento da sua vida está à frente de todo o resto;
- O importante, ou seja, algo que você não precisa, que pode viver sem, mas levará porque tem muito significado para sua vida.

Olhe bem para sua bagagem e perceba: essa é sua motivação para mudar, para crescer, para fazer diferente, para sair dos paradigmas do passado, para tentar e arriscar o novo. O imprescindível, o prioritário e o importante estarão com você onde quer que você esteja e, se você se comprometer com novos hábitos, as pessoas que estão nessas suas listas serão as mais beneficiadas por sua inovação.

O que estou mostrando a você é que, para inovar, você precisa rever a si mesmo. Precisa abrir o seu quartinho da bagunça interno, dar uma boa olhada e separar o que é lixo do que é imprescindível, prioritário e importante na sua história e nas suas emoções. E isso inclui rever a sua infância.

A maior parte das dores que vivemos hoje, enquanto adultos, tem origem nessa época, como eu já comentei. Mas doeu tanto, foi tão difícil, que nós trancamos essas memórias e nos prometemos, inconscientemente, nunca mais revirarmos esse baú. Mas, se você deseja inovar, precisará criar espaço para o novo, o que significa passar sua história a limpo e se libertar das sujeiras debaixo do tapete.

A consciência é o único caminho para interrompermos os comportamentos negativos, compulsivos e automáticos que geram lixo e destruição. Do contrário, permaneceremos presos ao ciclo de vingança, à dor que gera dor, sem nem nos darmos conta.

Nenhum lixo some ou desaparece, nem mesmo o emocional. Ele se perpetua, se repete, incomoda e se agrava. A única saída para o lixo é a reciclagem. A começar pelo lixo da infância, que merece ser ressignificado e reciclado. Do contrário, continuaremos presos à crença de que falta algo. E, enquanto vivermos na escassez, vamos continuar engajados nesses velhos comportamentos destrutivos e inúteis.

COMO CHEGAMOS A ESSE ACÚMULO?

> # A CONSCIÊNCIA É O ÚNICO CAMINHO PARA INTERROMPERMOS OS COMPORTAMENTOS NEGATIVOS, COMPULSIVOS E AUTOMÁTICOS QUE GERAM LIXO E DESTRUIÇÃO. DO CONTRÁRIO, PERMANECEREMOS PRESOS AO CICLO DE VINGANÇA, À DOR QUE GERA DOR, SEM NEM NOS DARMOS CONTA.

Então, aqui e agora, quero pedir a você que tome uma decisão comigo. Não posso continuar a minha argumentação a favor da reciclagem se, antes, não convencê-lo a assumir a responsabilidade pelo seu lixo e pela mudança que terá de fazer em relação ao seu lixo. Preciso que tenha entendido e aceitado que você importa e que você impacta – e que, portanto, as coisas que faz são importantes e causam impacto. Sabendo disso, preciso que você se comprometa a tentar o seu melhor, todos os dias, para que sua importância e seu impacto sejam cada dia mais positivos e não destrutivos. Se você inovar um pouquinho por dia, terá colaborado imensamente na transformação que precisamos promover juntos.

Aceita o desafio? Então, vejo você no próximo capítulo!

CAPÍTULO 4

O PARADOXO DA FALTA CRIA E RETROALIMENTA OS LIXOS EMOCIONAIS

Falamos muito sobre mudança no último capítulo e até fizemos um checklist do que precisa estar nas suas malas, mas, antes de nos mudarmos de vez para um novo comportamento, quero falar mais um pouco sobre as resistências que poderá encontrar no meio do caminho rumo à inovação.

Sabe quando você inicia um projeto e se sente decidido, comprometido e entregue, mas, aí, duas semanas ou um mês depois, sua cabeça começa a convencê-lo de que é melhor desistir? Pois é, isso acontece com todo mundo e, quase sempre, nós mesmos somos o nosso maior obstáculo contra as mudanças que desejamos empreender. Por que isso acontece?

Bem, essencialmente, por conta das informações que ficam rodando no seu inconsciente sem você perceber, gerando uma série de comportamentos reativos. Mas já, já chegaremos lá.

Antes, preciso dizer que a humanidade sempre foi para a frente porque temos um instinto fenomenal de sobrevivência. Nós nos adaptamos – ou melhor, fazemos qualquer negócio – para sobreviver. Ao contrário dos outros animais, que acabam extintos diante de mudanças no seu *habitat*, nós sempre inventamos um jeito de nos adequarmos e assegurarmos que não vamos a lugar nenhum.

É claro que, neste momento, enfrentamos um risco seríssimo. Danificamos tanto o meio ambiente que, se dependermos apenas da evolução, não conseguiremos nos adaptar a tempo. Ainda assim, a capacidade de adaptação continua sendo uma das maiores e melhores prerrogativas da humanidade, não só no que diz respeito às mudanças de habitat, mas, também, às transformações sociais.

O PARADOXO DA FALTA CRIA E RETROALIMENTA OS LIXOS EMOCIONAIS

A minha mãe é um grande exemplo disso. Ela nasceu em 1929, tem 92 anos, viveu a Segunda Guerra Mundial e teve de se adaptar a tanta coisa! Na sua geração, tudo era proibido. Divórcio? Nem pensar, não importava se você estivesse feliz ou não. Aí, vieram os filhos, ou seja, a minha geração, que viveu a revolução sexual – a pílula, a queimada dos sutiãs, o movimento *new age*, Woodstock. E, então, os netos, com ainda mais liberdades e possibilidades. Imagine só que, hoje, ela tem uma neta homossexual. O tempo foi passando, tudo foi mudando e ela aprendeu que precisava achar tudo normal, que precisava conviver bem. Então, eu sempre parabenizo a minha mãe, sempre pergunto "como você fez?". É incrível como ela se adaptou!

E por que nós nos adaptamos? Porque temos uma informação no nosso sistema – uma instrução que foi dada por Deus ou que está gravada no nosso DNA, dependendo da sua crença – que diz: *você vai sobreviver e vai procriar*. Não é à toa que somos os únicos animais que procriam em qualquer lugar e sob quaisquer condições – em cativeiro, na guerra, com fome.

Essas duas instruções operam milagres porque nos movem sempre em frente. E eu, particularmente, gosto de acreditar que existe também outra ordem

INOVAÇÃO EMOCIONAL

natural, além de sobreviver e procriar, que é o nosso impulso natural de evolução. Essa ideia é por minha conta e risco, ok? Pode me chamar de otimista, mas, para mim, a humanidade nunca parou de crescer, de aprender e de evoluir. Nós nunca voltamos para trás. Quando dizem que o mundo está muito pior, que as pessoas estão piores, é mentira. Nunca houve tanta compaixão, tantos programas sociais, a fome está muito menor do que já foi, as crianças morrem muito menos na primeira infância, e por aí vai.

Independentemente de termos governos melhores ou piores, a humanidade como um todo foi aprendendo suas lições, banindo e coibindo práticas que uma vez foram consideradas normais – como o racismo, a misoginia, a homofobia, entre outras – sem olhar para trás.

Então, além de sobreviver e procriar, nós temos outra instrução correndo nas nossas veias: vá para frente, melhore. E a geração seguinte sempre aprimora os feitos da anterior, sempre alcança mais, sempre vai além. Mesmo que digamos "ah, esses jovens de hoje", sem dúvida, são eles que estão certos e que vão mudar o mundo.

E, dentro desses impulsos de sobreviver, procriar e evoluir, eu divido a humanidade em conscientes e inconscientes. Falei deles antes, lembra? Os inconscientes também buscam a melhoria, mas, como o fazem instintivamente e por impulso, agem como predadores – portanto, suas melhorias geram destruição. Já os conscientes são um grupo recente que aprendeu a buscar o melhor pela contribuição: eu usufruo, devolvo e ainda deixo algo em troca. Essa é a diferença.

A consciência é algo muito novo, que começou a se consolidar no século XX, mas que precisa se disseminar com urgência. Os conscientes é que nos levarão a derrubar o paradigma da falta. Mas, afinal, o que é que tanto nos falta?

O QUE É O PARADIGMA DA FALTA?

Falamos bastante sobre o abandono e a escassez até aqui, então, chegou a hora de aprofundarmos também o paradigma da falta, um conceito muito consolidado no inconsciente coletivo. No paradigma da falta, resumidamente, eu acredito que se um tem, o outro fica sem. É a ideia do jogo de soma zero: se um ganha, o outro tem de perder.

Quando vivemos nesse paradigma, não acreditamos na abundância e, por isso, estamos constantemente em modo de guerra. Eu preciso destruir e me apossar, e, se eu me aposso, alguém obrigatoriamente deixa de ter. Como tudo é limitado, eu preciso tomar o pouco que há. Resultado: graças a essa busca predatória e inconsciente, hoje, 1% da população detém todo o dinheiro do mundo,[11] e os demais ficam com as sobras, os restos, as esmolas. Essa realidade se agravou ainda mais com a pandemia. Nunca os ricos foram tão ricos e os pobres tão pobres.

O paradigma da falta não é simplesmente sobre o quanto o rico tem ou deixa de ter – mas, sim, uma ideia de que, quanto mais tem, mais precisa ter e maior o seu medo de perder. Ao mesmo tempo, o pobre vive a outra moeda desse paradigma: como ele não tem, só pode ser porque não merece ter. Ele acredita que ter dinheiro é difícil, que quem tem dinheiro é ganancioso.

Soma-se a isso os paradigmas religiosos. "É mais fácil passar um camelo pelo fundo de uma agulha do que entrar um rico no Reino de Deus",[12] não é isso que

---

11 REUBEN, A. 1% da população global detém mesma riqueza dos 99% restantes, diz estudo. **BBC News Brasil**, 18 jan. 2016. Disponível em: https://www.bbc.com/portuguese/noticias/2016/01/160118_riqueza_estudo_oxfam_fn. Acesso em: 16 set. 2021.

12 BÍBLIA, N. T. Evangelho de Marcos (Mc 10.25). *In*: BÍBLIA. Português. Almeida Revista e Corrigida (2009) ARC. **Sociedade Bíblica do Brasil**, 2021. Disponível em: https://biblia.sbb.org.br/biblia/ARC/MRK.10/Marcos-10. Acesso em: 16 set. 2021.

O PARADOXO DA FALTA CRIA E RETROALIMENTA OS LIXOS EMOCIONAIS

dizem? Essas verdades passam de pai para filho sem nem percebermos – eu, por exemplo, ainda carrego crenças que eram da minha bisavó (que sequer morava no Brasil) porque a minha mãe as transmitiu para mim, depois de ter aprendido com a sua mãe, ou seja, a minha avó; que, por sua vez, também tinha ouvido da sua mãe, ou seja, minha bisavó. Mas nada disso foi intencional. Nós todas aprendemos por cópia e repetição.

Por exemplo, a minha mãe dizia: "A nossa família não nasceu para ser dona de nada, nós nascemos para ser funcionários". E meu pai, bastante alinhado com ela, costumava falar que ele, pelo menos, dormia à noite – ao contrário dos empresários ricos que, de tão preocupados com os negócios e com o dinheiro, não tinham um segundo de descanso.

Para os meus pais, ser empresário(a) era garantia de infelicidade. Eu cresci com essa informação registradíssima no meu inconsciente, mas sem acessá-la até que... Comprei o Centro Hoffman e fiquei meses sem dormir. Eu não sabia o que estava acontecendo comigo, afinal, trabalhava na empresa havia mais de uma década. Na prática, não tinha mudado nada, mas foi só assinar os papéis e me tornar empresária que pronto: eu não conseguia mais pregar os olhos!

Levei essa insônia repentina para a terapia. Meu pai já tinha falecido, mas pude reencontrá-lo

INOVAÇÃO EMOCIONAL

nas sessões – eu conseguia vê-lo claramente de cara feia, bravo comigo, dizendo: "Ué, não quis ser empresária? Agora, você também não vai dormir". Perceba o poder de uma informação inconsciente que registrei na infância e levei para a fase adulta: eu "inventei" uma insônia só para que pudesse estar alinhada com a crença dos meus pais! E meus pais acreditavam que: a) nossa família não nasceu para ser dona de nada; e b) empresário não tem um segundo de descanso.

O que estou mostrando a você é que todos nós aprendemos, nas nossas casas de infância, valores essenciais sobre dinheiro, trabalho, geração de riqueza e prosperidade, mas tudo isso nos foi transmitido dentro do paradigma da falta. E, como estamos gerando lixo porque temos medo de ficar sem e destruindo o nosso meio porque acreditamos que esse é o único jeito de ir para frente, é muito importante que possamos rever esses valores.

Por exemplo: você também acredita que dinheiro é sujo? Que o trabalho dignifica o homem? Que é preciso guardar cada centavo porque nunca se sabe o dia de amanhã? Que a vida é muito curta, então, melhor curtir muito o aqui e o agora? O que você pensa, sente e faz sobre dinheiro, trabalho, geração de riqueza e prosperidade? E com quem você aprendeu tudo isso?

Esses aprendizados e comportamentos são, de fato, seus – você acha que é isso mesmo – ou está na hora de mudá-los?

Tive um aluno, uma vez, que estava abrindo a sua décima empresa aos 43 anos. Já havia se lançado em vários segmentos, tido sucesso em muitos momentos e perdido tudo ao final. "Helô, quando as coisas começam a dar certo, eu me atrapalho. Eu 'meto os pés pelas mãos', tomo decisões precipitadas e perco tudo. Aí, começo tudo de novo".

No nosso trabalho, revisitamos suas crenças infantis e encontramos não um, nem dois, mas muitos registros inconscientes que ajudavam a explicar esse ciclo que vivia. Eu poderia falar por horas sobre esse caso, porque é mesmo muito emblemático, mas vou contar apenas o ponto alto: esse aluno estava repetindo à exaustão a história do próprio pai, um empresário que tivera muito sucesso até perder tudo. Por amor e para honrar seu sistema familiar, ele acreditava que, simplesmente, seus negócios não podiam vingar! Imagine só, ele, justo ele, fazendo melhor que o pai! Impossível.

Entende o que estou dizendo? É claro que não faz sentido. Não faz sentido que eu tenha insônia apenas porque meu pai disse; não faz sentido que esse rapaz perca tudo, toda vez, porque não pode ser melhor que o pai. Mas só não faz sentido agora, porque essas informações se tornaram conscientes. Enquanto ficam no inconsciente, elas nos controlam sem que nos demos conta.

Tudo isso está na nossa história, então é incrível o que podemos fazer se tivermos consciência. Encontraremos, dentro de nós, tudo o que precisamos para nos sobressair, todo o nosso bem e todo o nosso mal, as nossas forças e fraquezas.

E é esse o ponto da mudança: a hora que eu descubro que eu posso ser uma empresária de sucesso e ter noites de sono profundo; a hora que meu aluno descobre que pode se dar muito bem na vida e que ninguém vai ficar chateado com ele, muito menos o pai; a hora em que entendemos, de verdade, que é possível produzir riqueza sem destruir nada. Mas, para isso, preciso estar disposta a me conscientizar. Preciso ter a coragem de olhar o meu lixão.

SOCORRO, ESTOU NO PARADIGMA DA FALTA!

Ok, agora que me abri com você, que contei como tive de driblar a mim mesma para prosperar como

O PARADOXO DA FALTA CRIA E RETROALIMENTA OS LIXOS EMOCIONAIS

empresária, vamos falar de você? Comecemos pelo óbvio e inegável: você também vive no paradigma da falta. A pergunta é: como? No quê? De que jeito? Em quais momentos?

Vou ajudar apresentando algumas possibilidades:

Você se sente frustrado quando alguém compra a casa própria, troca de carro, faz aquela viagem sensacional e logo pensa "eu nunca vou conseguir"?

Você sente inveja quando seu colega consegue uma promoção no trabalho e logo conclui que "ele deve ser amigo do chefe" – porque o reconhecimento deveria ter vindo para você, não para ele?

E quando seu irmão abre o negócio próprio, você dá parabéns, mas, bem lá no fundo, está torcendo para que não vá para frente – não por maldade, mas só porque, se ele der certo, foi você que deu errado?

E, lógico, quando o marido ou a esposa ganha salários diferentes... Minha nossa, não vamos nem falar disso, que problemão!

Legal, obrigada por se abrir comigo. Sei que não é fácil reconhecer esses sentimentos – ou quaisquer outros que tenha encontrado – porque eles correspondem à nossa pior parte, àquela que escondemos ao máximo e que nos faz sentir culpados e envergonhados.

Pois bem, um remédio imbatível para curar o paradigma da falta é saber que você importa. Você é importante. Não o que você faz ou o que você tem. O que importa é quem *você é*.

No final do último capítulo, eu lhe pedi que compreendesse e assumisse a sua importância porque, quando você sabe que importa, você sabe que impacta. O primeiro passo para sermos seres humanos melhores é essa consciência individual e coletiva. Nós impactamos o mundo, a vida das pessoas.

UM REMÉDIO IMBATÍVEL PARA CURAR O PARADIGMA DA FALTA É SABER QUE VOCÊ IMPORTA. VOCÊ É IMPORTANTE. NÃO O QUE VOCÊ FAZ OU O QUE VOCÊ TEM. O QUE IMPORTA É QUEM *VOCÊ É.*

Fazemos parte do todo, mas, ainda assim, muita gente carrega a sensação de não pertencimento.

O PARADOXO DA FALTA CRIA E RETROALIMENTA OS LIXOS EMOCIONAIS

E não tem essa de não pertencer: queiramos ou não, nos identifiquemos ou não, nós estamos dentro de uma sociedade, uma família, um grupo de trabalho, um grupo de estudos, e nossas ações e comportamentos impactam todos esses sistemas.

Mais uma vez, volto para a consciência: precisamos saber que causamos impacto e que continuaremos a causar impacto enquanto estivermos na Terra. E não é porque somos pessoas ou seres especiais, mas, essencialmente, porque estamos vivos mesmo. Você já ouviu falar da teoria do caos?[13] Deixo a ciência para os cientistas, mas, em resumo, ela demonstra como acontecimentos mínimos podem ser capazes de desencadear efeitos de proporções inimagináveis. Para ilustrar a teoria, normalmente, as pessoas usam a metáfora: o bater de asas de uma borboleta no Japão, por exemplo, pode provocar um furacão no México. Então, se até um inseto tem esse potencial, como é que você não vai impactar?

Estou contando tudo isso porque o paradigma da falta conversa diretamente com a dor de não ter importância. O abandono, do qual já falamos, é o que gera essa dor. A nossa mente faz o seguinte caminho:

---

13 O QUE é a teoria do caos? **Superinteressante**, 14 fev. 2020. Disponível em: https://super.abril.com.br/mundo-estranho/o-que-e-a-teoria-do-caos. Acesso em: 16 set. 2021.

só é abandonado quem não tem importância, logo, se eu fui abandonado é porque eu não importo. E se eu não importo, nada do que eu faço importa. Então, claro, eu preciso desesperadamente provar a minha importância! E, no sistema capitalista, apenas o que importa é gerar riqueza.

Só que, nessa inconsciência que estamos, a maior parte de nós acredita de verdade que somente dá para gerar riqueza produzindo pobreza. É da natureza do jogo de soma zero. Ficamos nessa crença insana de "como eu não tenho importância, posso destruir, posso machucar, posso passar por cima para conquistar os meus objetivos – e dane-se o resto!". Eu venho na frente do outro. O meu é mais importante. Preciso garantir o meu. Não é isso que as pessoas dizem?

Acontece que a nossa inconsciência tem tudo a ver com a ignorância. E nós temos escolhido permanecer ignorantes porque temos medo do que podemos aprender a nosso respeito e a respeito da nossa história. Eu sei, é muito ruim se descobrir mesquinho, mercenário, interesseiro – e pior ainda é constatar que não inventamos esses comportamentos, nós os aprendemos com nossos pais. É muito ruim, mas é necessário, do contrário, não vamos conseguir mudar – como é que você vai deixar de ser e de fazer uma coisa que nem reconhece em si?!

E não estou falando somente de aprender a história da nossa família, mas, também, a história da nossa sociedade. Nós pertencemos a esse grupo e precisamos compreender de que maneira essas relações colaboraram para moldar os comportamentos dos nossos antepassados até chegar à nossa geração.

Volto ao exemplo da escravidão no Brasil: ainda somos um país muito racista, mas fingimos que não. Queremos enterrar esse passado, que fique para trás. Desejamos acreditar que já vivemos na igualdade, mas ainda carregamos, inconscientemente, uma porção de ideias e de preconceitos racistas – porque foi o que aprendemos de geração em geração. Enquanto não nos questionarmos "ok, será que eu estou sendo racista?" e respondermos a essa pergunta muito honestamente, não vamos conseguir tocar nossos preconceitos para transformá-los, para aprender como não ser racista.

Algo parecido vale para a homofobia. Tive um aluno que não conseguia fazer as pazes com sua homossexualidade de jeito nenhum. Até havia se casado com uma mulher, tido filhos, mas, claro, a relação apenas se sustentou por alguns anos. Veio ao Processo Hoffman com muita raiva, muito ódio, era um homem muito maldoso e agressivo em suas palavras

INOVAÇÃO EMOCIONAL

e gestos – mas não para fora. Somente falava e fazia coisas ruins a seu próprio respeito.

No seu sistema familiar de infância, a homossexualidade era vista como suja, errada, feia, torta, coisa de gente corrompida. Seu pai tinha asco, chegava a ameaçar os homens gays que passavam pelo seu restaurante. Meu aluno, então, não podia ser gay. A sociedade não permitia, seu pai não deixava, ele mesmo não se autorizava. Mas, claro, teve de olhar para trás e rever a história para conquistar essa consciência e decidir ali, no presente, o que faria da vida – quem queria ser e como queria ser.

Quando nos libertamos dos paradigmas do passado, ganhamos a chance de escolher, de mudar, de fazer diferente (ou igualzinho, mas por decisão, não de modo compulsivo e automático). Mas, ao contrário, quando nos negamos a mexer nas gavetas do passado, continuamos a achar que não temos nada a ver com nossos pais ou familiares; e que temos autonomia absoluta sobre tudo o que fazemos, somos e pensamos.

No paradigma da falta, nós nos recusamos a reconhecer a própria falta, o abandono e a dor do "eu sou um lixo" ou "não sou bom o suficiente". Nós nos comprometemos com a ideia de que "eu sou o que eu tenho" e, então, adotamos comportamentos predatórios para construir esse "ter". E mais: acreditamos que o que nós temos, não o que nós somos ou fazemos, é o nosso legado.

Se eu lhe perguntar o que você quer deixar para os seus filhos, as chances são de que você me apresente uma lista de bens materiais. Nós temos tanto medo de que falte recursos que, naturalmente, queremos, precisamos deixar herança. Mas isso é apenas uma crença, um jeito de pensar e de fazer. O meu pai não deixou herança nenhuma para minha família e nós ficamos muito bem, obrigada. Por que eu teria de deixar herança para os meus filhos?

É claro que desejo deixar algo fenomenal para eles, assim como meu pai me deixou, mas não imóveis ou uma conta bancária recheada. Quero deixar amor, porque, com amor, reiteramos que o outro importa e que impacta nossa vida. O amor dá forças para construir a prosperidade. Quem tem o amor como base não vive na falta, porque sabe resolvê-la. Se meus filhos tiverem amor, também terão força, competência, discernimento, consciência e lucidez para produzir a vida material que desejarem.

Então, eu não quero dar a segurança de uma herança financeira para os meus filhos, mas a segurança de que eles tenham consciência do impacto que geram no mundo, de que dão conta do recado da vida, de que vão produzir a riqueza necessária, mas,

INOVAÇÃO EMOCIONAL

principalmente, de que não precisam produzir além do que consumirão. Sou a favor do conforto, do chuveiro quente, da cama gostosa, da roupa bonita. Mas quanto disso precisamos ter de verdade? (Vou continuar insistindo nessa pergunta, porque ela é chave; precisamos rever e reduzir nosso consumo e também a nossa sede de consumo!).

Estamos presos à escassez do dinheiro e do bem material, ao medo de que falte, sem perceber que a falta está em outro lugar. Falta amor, amor-próprio, autoconfiança, empatia, compaixão. Falta entender que, se eu tenho muito, eu posso compartilhar, em vez de ficar só para mim com medo de que um dia, quem sabe, acabe. Li, outro dia, que se todos os bilionários do mundo concordassem em investir parte de sua fortuna para acabar com a pobreza extrema, teriam condições de resolver o problema imediatamente e, mesmo assim, sobraria dinheiro.[14] Mas eles não o fazem. Afinal, e se acontecer alguma coisa e eles perderem tudo?!

---

[14] CAMPOS, M. Fortuna dos bilionários acabaria com a fome no mundo, e ainda sobraria. **Catraca Livre**, 13 out. 2021. Disponível em: https://catracalivre.com.br/cidadania/fortuna-dos-bilionarios -acabaria-com-a-fome-no-mundo-e-ainda-sobraria/. Acesso em: 22 set. 2021.

> # O AMOR DÁ FORÇAS PARA CONSTRUIR A PROSPERIDADE. QUEM TEM O AMOR COMO BASE NÃO VIVE NA FALTA, PORQUE SABE RESOLVÊ-LA.

O medo de ficar sem não é exclusivo do rico ou do pobre, não é dos nossos avós ou dos nossos pais, é de todos nós. Por gerações, temos agido em função desse medo de maneira negativa, compulsiva e automática. Lembra-se do que dizia Bob Hoffman? Ou estamos fazendo igual ou o oposto aos nossos pais, mas é sempre os dois lados da mesma moeda, ou seja, ficamos rodando em círculos no mesmo comportamento.

Ou eu faço igual e sou pobre como de onde eu vim, ou eu faço diferente e vou produzir muita riqueza por medo de voltar para a pobreza. O que proponho é que possamos fazer diferente, nem igual nem oposto, nem cara nem coroa, porque a vida tem mais do que duas opções. A inovação só virá quando pudermos

INOVAÇÃO EMOCIONAL

nos libertar da cópia e repetição, dos comportamentos negativos, compulsivos e automáticos, para decidir conscientemente quem e como queremos ser.

O CÉREBRO É MUTÁVEL E VOCÊ TAMBÉM

Neste capítulo, estamos falando sobre a nossa dificuldade de mudar e os empecilhos que aparecem no caminho mesmo quando tomamos a decisão de fazer diferente e de inovar. Mas, essencialmente, o que é, de fato, difícil de mudar são os comportamentos que nos acompanham desde sempre – esses vieram da infância, como comentei, e estão enraizados em nosso interior

Aprendemos por cópia e repetição com nossos pais e cuidadores e, para poupar trabalho, nosso cérebro colocou esse "jeito de ser" no piloto automático. Assim, não precisamos mais nem pensar, é só fazer. E, de tanto fazer a mesma coisa, sempre do mesmo jeito, ficamos muito bons nisso! Eu era muito boa no meu autoritarismo, deixava todo mundo morrendo de medo sem nem precisar fazer esforço. Porque, claro, tudo que treinamos, nós aperfeiçoamos.

E você? Tem algum comportamento seu que, de tanto repetir, você ficou craque, virou especialista?

O PARADOXO DA FALTA CRIA E RETROALIMENTA OS LIXOS EMOCIONAIS

Todo mundo sabe que você é... Manipulador? Vítima? Agressivo? Ciumento? Bravo? Arrogante? Falso? Preconceituoso? Descompromissado? Mulherengo? Lembre-se de que fizemos um trato, então, você está aqui comprometido em ser a sua melhor versão. E você somente pode mudar aquilo que reconhece em si, que assume que faz. Olhe bem para dentro: quais comportamentos negativos você aperfeiçoou no piloto automático?

Sim, estamos falando só dos negativos, porque é claro que você também aprendeu e repetiu coisas legais. Seria muito bom revisitá-las, para que se tornem conscientes e não programadas. Mas a nossa urgência é rever o que você faz de mau, de ruim, de sujo, de feio, de vergonhoso – que precisa ter um fim.

A grande descoberta da neurociência é que o nosso cérebro é plástico, ou seja, ele pode alterar seu funcionamento (e as conexões neurais) de acordo com novas experiências ou novos hábitos. Isso significa que mudar é possível mesmo quando parece difícil.[15] Se aprendemos e treinamos ser de um determinado

---

15 CORDEIRO, T. O que é plasticidade cerebral e por que ela é tão importante? **Gazeta do Povo**, 3 ago. 2018. Disponível em: https://www.gazetadopovo.com.br/ideias/o-que-e-plasticidade-cerebral-e-por-queela-e-tao-importante-dxvx9izs00qd4rwmibok3k36u. Acesso em: 16 set. 2021.

INOVAÇÃO EMOCIONAL

jeito, por mais instalada que essa programação esteja, podemos modificá-la usando a plasticidade cerebral a nosso favor. E o mais bacana é que essa possibilidade de inovação nunca se encerra, o cérebro está sempre pronto para instalar uma coisa nova no lugar de outra que não serve mais.

Agora, é importante você saber também que existem dois jeitos de mudar. Um é pelo impacto emocional – ou seja, aquela experiência que acontece com as pessoas que ficam à beira da morte, que sofrem um acidente, que perdem alguém muito querido, que passam por um trauma ou um susto. Diante dessa experiência forte, essas pessoas se sentem compelidas a romper com velhos hábitos, a mudar e a inovar.

O segundo jeito de mudar é a repetição. Ou seja, é se pegar pelo colarinho e insistir na mudança todos os dias, com foco, atenção, intenção mesmo. Aliás, fomos construídos exatamente assim, por meio do impacto emocional, mas, também, da repetição. Eu não me tornei violenta porque meu pai me bateu uma vez; ele me bateu muitas vezes, em muitas situações e, também, agrediu meus irmãos. Eu não me sinto inferior aos outros porque minha mãe me comparou aos meus primos uma vez; ela insistiu nessa comparação inúmeras vezes e de diversas maneiras.

Agora, eu preciso treinar para substituir esses comportamentos. Primeiro, preciso saber em quais momentos tendo a reagir com agressividade ou com inferioridade. Depois, tenho de respirar fundo e conter o meu impulso reativo para procurar outras maneiras de responder àquela situação. E, então, andar pela vida com toda a minha presença e consciência, sabendo que estou em treinamento e me capacitando a fazer diferente. Às vezes, vou errar e vou falhar. Paciência. Perdoo a mim, peço perdão ao outro, e sigo em frente.

Sim, quero que você se transforme em um observador. A minha palavra é atenção: quando temos atenção às pessoas, às coisas, ao momento presente, ao aqui e agora, mudamos o jeito de olhar e começamos a perceber cores, nuances, cheiros, realidades que nunca havíamos notado ou experimentado. E sabe o que é maravilhoso nesse exercício? Você, imediatamente, perceberá as mentiras que se contou ao longo do tempo:

- "Nunca posso contar nada para a minha irmã porque ela conta tudo para os outros."
- "Meu marido é um chato e não me acompanha em nada que quero fazer."

- **"Não posso dizer 'não' para o meu chefe porque senão vou ser mandado embora."**

- **"Passo tempo suficiente com meu filho, ele que não me dá bola."**

- **"Meus amigos nunca têm tempo para mim."**

Listei essas frases para ajudar você a perceber outra coisa: até o nosso olhar para a vida e para as relações está impregnado pela dor do abandono infantil e pelo paradigma da falta. Estamos nos conectando com o outro somente a partir do nosso próprio ponto de vista e, com essa mudança de olhar, você perceberá que as pessoas ao redor têm maneiras diversas de pensar, sentir e agir – que, talvez, não tenham nada a ver com a sua.

O exercício de observação abrirá as portas para a empatia. Você começará a enxergar, muito mais claramente, que as pessoas também têm significados, que também têm suas próprias histórias e dores, e que também estão reagindo ao mundo no piloto automático. Se elas o magoam, em 99% dos casos, não é de propósito, nem de maldade, nem por querer. Assim como você fazia antes do seu exercício de observação, elas estão só rodando o mesmo programa dos pais. Ninguém é o que é porque

O PARADOXO DA FALTA CRIA E RETROALIMENTA OS LIXOS EMOCIONAIS

quer. Absolutamente ninguém. Mas apenas vamos desinstalar esses comportamentos com autoconhecimento e autoconsciência.

Agora, mais um passo para a sua mudança dar certo: as transformações se solidificam com as experiências. Lembra que eu falei? Não adianta envelhecer sem viver; velho que não se permite experimentar não ganha maturidade, somente acumula idade. Então, permita-se às experiências.

A vida é extraordinária porque ela aposta e acredita nos nossos recursos, ela nos fornece infinitas chances de provar que somos capazes de dar conta de qualquer coisa. Acredite, você também tem todos os recursos de que pode precisar, então, se a vida apresentar-lhe um obstáculo daqueles, viva-o de peito aberto e extraia quantos aprendizados puder. Troque o "por que isso me aconteceu?" pelo "para que isso me aconteceu?" e veja, nas suas próprias respostas, ensinamentos que impactarão sua vida e seu entorno.

E, por último, faça o esforço intencional e consciente de sair da sua zona de conforto até nas pequenas coisas. Está no interior de Goiás? Experimente a comida local, nada de McDonald's. Não gostou da primeira, tente a segunda. Mesmo se não gostar de nenhuma, experimente. No próximo cardápio, pode estar a sua nova comida preferida – mas você nunca descobrirá se não se permitir.

INOVE AOS POUCOS, INOVE PASSO A PASSO, MAS INOVE

Ter experiências significa fazer diferente, viver diferente. Por exemplo, quando você faz uma viagem internacional, conhece outras culturas, outras culinárias, outros idiomas e são tantas outras diferenças que, na volta, sente que aprendeu e ganhou muito. E ganhou mesmo! Seu cérebro tem agora informações que, antes, não estavam disponíveis.

É tão legal viver coisas diferentes, mas nossa cabeça não deixa, já reparou? Nossa inteligência intelectual resiste a tudo o que é novo. Ela é tão lógica e racional que, do alto de toda sua razão, nos informa: "Isso é muito perigoso/arriscado, melhor não". Se esse argumento não funciona, tenta outro caminho: "Tem certeza de que é isso que você quer fazer? Ai, que preguiça". E a argumentação pode ir muito além, tudo para que você fique exatamente onde está: "essas pessoas não são boas para você", "essa escola fica muito longe"; "esse curso é tão

O PARADOXO DA FALTA CRIA E RETROALIMENTA OS LIXOS EMOCIONAIS

caro"; "você sempre fala que vai fazer, começa e nunca termina".

A nossa intelectualidade promove esse autoboicote como um mecanismo de defesa. Ela está tentando nos proteger da dor, sem saber que não mudar e não tentar também causam frustração e, eventualmente, dor. Por conta desses pensamentos tão restritivos que passam o tempo todo pela nossa cabeça, ficamos ensimesmados, olhando para a vida sem prestar atenção, inconscientes de nós mesmos e do que estamos vivendo. É por isso que estou chamando sua atenção para que saia um pouquinho de dentro de si e repare: estamos enfrentando um tempo que urge e clama pela nossa mudança. A sua. A minha. E da nossa sociedade.

Bem, nós temos de ir para frente, esse é o único jeito, a única alternativa, isso está posto. Mas, dessa vez mais do que nunca, só chegaremos ao futuro se investirmos no novo, se fizermos algo que nunca fizemos. Isso é inovação. Inovação é fazer algo que nunca foi feito. Mas como faremos, você me pergunta, se nos falta coragem? Minha dica é: enfrente seus pensamentos opressores, faça coisas novas, experimente o diferente e inove. Mas inove ainda que apenas nas pequenas coisas para começar.

Eu me inspirei a escrever um livro sobre lixo e inovação quando entendi que é possível viver do

INOVAÇÃO EMOCIONAL

nosso próprio lixo por anos a fio. Sim, porque o nosso lixo é precioso e não sabemos disso. Apesar de chamá-lo de lixo, ele contém toneladas de recursos naturais que já foram extraídos e processados, além de tantos outros materiais ricos, valiosos, que facilmente poderiam ser reutilizados, reaproveitados, revistos, consertados, enfim. Fiquei indignada com essa informação e compreendi que a inovação era urgente, principalmente porque esse jeito de pensar e de fazer sobre o lixo material tem muito a ver com quem nos tornamos enquanto sociedade.

Por exemplo, tem gente que joga eletrodoméstico em boas condições direto no lixo sem nem considerar a opção de doar – porque não tem tempo de procurar alguém ou uma entidade que receba o item, porque não quer se dar ao trabalho, porque "se não serve mais para mim, não serve para mais ninguém". Imagine só!

Aliás, fiquei tão tocada e me mobilizei tanto por essa causa que comecei a recolher tampinhas de garrafa depois que descobri que algumas associações coletam e revendem esse material para financiar suas próprias atividades. Quer reciclagem mais genial que essa? Parece pequeno, parece bobo, mas estou ajudando, estou colaborando para reduzir o impacto ambiental, para transformar algo velho em

O PARADOXO DA FALTA CRIA E RETROALIMENTA OS LIXOS EMOCIONAIS

algo útil, e ainda para garantir que uma organização que promove movimentos sociais possa continuar com seus serviços.

E se você pudesse fazer o mesmo? Não precisa ser tampinha, pode ser papelão, vidro, livro, revista, tem associação que trabalha com tudo isso! É uma inovaçãozinha, mas o que estou lhe mostrando é que se você fizer um pouco, eu fizer mais um pouco e todo mundo fizer só um pouquinho, nós vamos recolher e reaproveitar muito mais, vamos reinvestir esse dinheiro em mudança social, e vamos, enfim, construir uma sociedade mais justa e saudável.

Falamos do lixo ambiental, mas isso vale para o lixo emocional também. Você não precisa terminar este livro e decidir que vai perder 30 quilos, mudar de emprego, passear com os filhos todos os dias e, ainda, colaborar com uma instituição de caridade. Comece devagar e veja o impacto de suas novas atitudes.

Em vez de esperar por sua esposa, repare que o pão acabou e compre antes que ela tenha de pedir. Se seu pai vai repetir a mesma história pela décima vez, tudo bem, ouça, sorria, não seja desagradável – ele só quer sua atenção. Se seu filho está com dificuldades naquela matéria, ainda que não seja a sua especialidade, sente-se com ele por trinta minutos, aprenda com ele, ensine para ele. Essas são as tampinhas emocionais que você pode começar a coletar e a reverter em algo maior, útil, bacana e de impacto positivo a partir de agora em sua vida.

Esse caminho que estou propondo, de observar a si mesmo, de investir em pequenas inovações, ativará a sua criatividade e a sua inteligência emocional. E, com inteligência emocional, você vai começar a se libertar do passado para abrir espaço para o novo. O que aconteceu já passou. Foi muito importante, imprescindível, prioritário, mas passou. Agradeça e siga em frente. Você não quer levar essas tralhas emocionais no seu caminhão de mudança (afinal, como dizia o Pequeno Príncipe, o "essencial é invisível aos olhos"[16] e continuará na sua bagagem!). Mudar é agora. Se soltar este livro para ir ao banheiro ou pegar um copo d'água, daqui até o banheiro ou até a cozinha, faça um caminho diferente. Pare na janela por um minuto e respire. Seja criativo nas suas microinovações.

Sei que ainda estamos com a ideia de que mudar dá trabalho e cansa, mas posso dizer uma coisa? Quem começa a mudar não para, pois sente os efeitos benéficos e pega gosto pelas novas realidades,

---

16 SAINT-EXUPÉRY, A. **O Pequeno Príncipe**. São Paulo: Gente, 2020. [E-book]

experiências, vivências e pelos novos sabores (isso sem falar da inércia de movimento, relembrando a câmara a vácuo e a aula de Física da minha filha).

Resolvi trocar o piso do meu apartamento por um laminado, mas não queria trabalho, nem sujeira. Quando estava tudo pronto, a arquiteta falou: "Ficou tão bonito, não acha que o apartamento merece uma pintura nova para acompanhar?". Concordei, era verdade. Aí, claro, não teve jeito: veio a sujeira, veio o trabalho, sem contar os trinta dias que tive de ficar fora de casa até a obra acabar. No final, ainda decidimos trocar o rodapé! Quer dizer, o que era para ser apenas um piso novo, virou uma reforma completa – e ficou sensacional, confortável, elegante, muito melhor do que imaginei!

Nós podemos reformar, também, a nossa outra casa – nosso corpo, coração, espírito, nossa mente – a partir do autoconhecimento. E funciona mais ou menos do mesmo jeito. Você começa mudando um comportamento, então percebe que precisa mexer em outras coisas e, aos poucos, vai colocando tudo em ordem.

Mudança gera mudança, e você não precisa esperar que fique urgente para empreendê-la. Assim como você não espera o teto da sua casa cair para consertá-lo, não deveria fazê-lo a seu próprio respeito, na sua vida. Se parar de adiar, poderá recuperar a relação com seus filhos antes que eles se fechem de vez para você, poderá transformar a relação com seu corpo antes que ele adoeça, enfim, poderá se antecipar à dor antes que ela se agrave.

ESSES DOIS COMPORTAMENTOS NÃO PODEM CONTINUAR EM VOCÊ

Para fechar este capítulo, a última coisa que eu quero dizer – e que, talvez, seja a mais difícil – é que há dois comportamentos que, se você os reconhece em si, precisa revê-los imediatamente. A vingança (ou falta de perdão) e o egoísmo, que não têm mais lugar no mundo em que vivemos.

Todos nós, ao longo da vida, nos vingamos por falta de perdão ou fomos egoístas em algum momento, principalmente se estamos vivendo na inconsciência. Mas agora que você está aqui comigo, que topou o desafio de se conscientizar, preciso lhe contar que tais comportamentos são muito, mas muito destrutivos para você, para as pessoas que você ama e para o seu meio.

Vamos começar pelo perdão. Quando escrevi o livro *Perdão: a revolução que falta*, percebi que, invariavelmente, teria de responder à pergunta: afinal, é possível perdoar a tudo e a todos – inclusive aos que cometeram crimes? E quanto aos agressores, estupradores, políticos corruptos, torturadores? Aos misóginos, racistas, homofóbicos?

E a resposta é sim, é possível – e diria até necessário. Mas não por moral ou bons costumes, nem por uma questão religiosa. Nós temos de perdoar porque o ato de não perdoar só afeta, prejudica e atrapalha quem está ferido, magoado e ressentido; não tenho como saber se a pessoa a quem eu não perdoo também fica ferida ou magoada com o fato de que estou na bronca com ela. Mas se sempre que penso nela e no que ela me fez eu volto a sentir ódio, raiva, tristeza e uma sede incontrolável de vingança,... sou eu que estou em sofrimento.

Claro que perdoar não significa esquecer e nem deixar de buscar justiça, mas, sim, libertar-se daquele sentimento tão pesado que só revitimiza quem já sofreu tanto. Portanto, perdoar é uma questão de inteligência porque beneficia a mim, não ao outro, mas nós ainda ficamos com a impressão de que o perdão nos enfraquece.

Achamos que perdoar é autorizar o outro a fazer de novo ou, então, que perdoar é continuar convivendo

INOVAÇÃO EMOCIONAL

com quem causou aquela dor, mas não é nada disso. Perdoar é libertador porque você assume a responsabilidade por suas emoções. Quando decido que não vou mais sofrer com o que aconteceu, eu removo o poder do outro. Isso é autonomia emocional – um tema sobre o qual ainda vamos falar bastante. Perdoar, então, é retomar seu poder de escolha, porque você não escolheu ser machucado, mas pode escolher livrar-se dessa dor. É saber quem você é e escolher a vida que quer ter.

É importante trazer esse assunto à tona neste momento tão difícil para a nossa sociedade. Só no Brasil, mais de 500 mil famílias perderam alguém em decorrência da covid-19, um luto que vai demorar décadas para ser processado. Em meio a isso, a polarização política rendeu discussões acaloradas, rompimentos familiares, fins de amizades, além de brigas e agressões que também precisarão de tempo para cicatrizar. Ou seja, está fácil sentir muita raiva no Brasil hoje.

E, como sempre fazemos, quando sentimos raiva e dor, procuramos a quem culpar e queremos que alguém pague por essa dor. É claro que a justiça deve sempre ser feita, e os culpados, caso apontados, devem pagar pelos seus crimes. Mas nós não somos agentes da justiça e não podemos fazê-la com as nossas próprias mãos. Se estamos descontentes com o sistema, temos de unir forças para modificá-lo. Mas ficar remoendo a raiva, o ódio e os maus sentimentos relacionados a esse cenário não nos moverá para frente. Pelo contrário, vai nos aprisionar e impedir que façamos a inovação necessária, inclusive, para a política nacional. Não dá para inovar sem perdoar, ok?

Quanto ao egoísmo, vale dizer que ser egoísta e ter amor-próprio não são a mesma coisa. Em essência, as pessoas egoístas tendem a se consideram melhores e mais importantes que os outros; portanto, na mente delas, suas vontades também são mais importantes. Muitas vezes, isso é apenas uma fachada para esconder uma grande insegurança – elas se sentem tão piores que os outros que só um comportamento egoísta consegue abafar essa sensação de inferioridade. Estão naquele estado de "eu sou um lixo" ou "eu não sou bom o suficiente" e usam o egoísmo para esconder essas crenças.

O egoísmo costuma ser uma manifestação em um nível inconsciente dos efeitos do amor negativo. Se, quando criança, nós nos sentimos ignorados, deixados de lado, não vistos e não respeitados em nossas vontades e nossos desejos, é claro que não vamos deixar que isso se repita agora que somos donos do nosso próprio nariz. Se não nos colocamos em primeiro lugar, parece que ninguém vai.

INOVAÇÃO EMOCIONAL

Aliás, o ato de não perdoar também tem raiz na nossa dor da infância, naquela promessa de vingança que fizemos contra nossos pais e que, até hoje, influencia nossos comportamentos – nós continuamos fazendo o possível e o impossível para fugir da dor e para provar o nosso valor.

É importante também dizer: não tem nada mais antagônico e impeditivo à inovação que o egoísmo e a atitude de não perdoar. Isso porque ambos são muito, muito primitivos, estão na raiz do amor negativo, têm tudo a ver com o paradigma da falta e são verdadeiramente infantis. É cafona ser egoísta, é ultrapassado se vingar, nenhum dos dois comportamentos traz absolutamente nada de bom para as nossas vidas, pelo contrário: só nos empobrecem e nos deixam ainda mais vingativos.

Precisamos sair dos nossos próprios umbigos e parar de agir como se tivéssemos mais direito que os outros. Não somos mais e nem menos especiais que ninguém. Também temos de acabar com a mania de querer tirar vantagem, de dar um jeito de não pagar o estacionamento, os impostos, a entrada do cinema, o condomínio do prédio, de falar com o amigo da prefeitura para passar na frente da fila do atendimento médico.

Então, neste momento, eu convido e incentivo você a dar um basta nisso tudo para encontrar e se conectar ao seu amor-próprio. No amor-próprio, eu sei de mim, sei como e quem sou, tenho absoluta convicção da minha humanidade, das minhas falhas e imperfeições como pessoa. Assim, eu também dou o direito a todos ao meu redor que sejam igualmente falhos e estabeleço quais são meus limites. Não aceito ser tratada de maneira desrespeitosa, não faço coisas que me agridem só para agradar alguém e nem espero que as façam por mim. Essa noção de igualdade vai me demover do egoísmo e da falta de perdão, porque eu entendo que o outro não faz por mal. Ninguém é o que é porque quer. Nem eu, nem você. Mas eu posso mudar quem sou e você também.

CAPÍTULO 5

O QUE É LIXO PARA VOCÊ?

O que você considera lixo? Como determina o que serve e o que não serve? Como separa o que é útil do que é inútil? Será que já pensou nisso? Pois é, confesso que eu mesma, até começar as pesquisas para este livro, nunca tinha pensado exatamente no conceito de lixo. Talvez porque "lixo" não seja uma condição inata das coisas; elas se tornam lixo por decisão de alguém que estabelece que, dali para frente, não servem mais.

O valor que damos às coisas não é naturalmente estabelecido, mas, sim, uma construção social e pessoal. Portanto, o lixo também é uma construção. Então, essa classificação pode depender exclusivamente de... você. Mas quais são os critérios utilizados e, principalmente, qual a origem deles?

O QUE É LIXO PARA VOCÊ?

O VALOR QUE DAMOS ÀS COISAS NÃO É NATURALMENTE ESTABELECIDO, MAS, SIM, UMA CONSTRUÇÃO SOCIAL E PESSOAL. PORTANTO, O LIXO TAMBÉM É UMA CONSTRUÇÃO. ENTÃO, ESSA CLASSIFICAÇÃO PODE DEPENDER EXCLUSIVAMENTE DE... VOCÊ.

Nós, seres humanos, vivemos com uma espécie de viseira mental que filtra a realidade de acordo com aquilo que aprendemos e consolidamos como bom ou ruim. Quando estamos de viseira, enxergamos tudo a partir desse ponto de vista, ou seja, de acordo com nossas crenças pessoais – e nem sequer racionalizamos antes de classificar as coisas, pessoas e situações para distribuí-las nas nossas prateleiras internas.

É assim que separamos o que "presta" do que "não presta", o que "serve" do que "não serve", mas não é só isso. Usamos esse mesmo sistema para avaliar tudo muito de perto, como, por exemplo, a maneira como falaram conosco, o jeito que aquela pessoa se comportou, a qualidade dos pratos servidos no almoço, se X é melhor do que Y. O ser humano não consegue evitar essas comparações e classificações.

Na verdade, o nome disso é julgamento. Estamos o tempo todo julgando não só as pessoas ao redor, como também a nós mesmos. Mas, claro, quando eu me julgo ou me critico, também me coloco na prateleira, ou seja, também determino se eu sirvo ou não sirvo. E se decido que não sirvo, lá vem a autopunição. Assim como castigo as pessoas que não atendem aos meus critérios, faço o mesmo sobre mim quando não alcanço determinada expectativa.

Olhamos, julgamos e classificamos o mundo ao nosso redor em questão de segundos e, também em questão de segundos, pessoas e coisas estão rotuladas, sendo devidamente alocadas nas prateleiras predeterminadas pelo nosso inconsciente. Mas, agora que estamos no século XXI, passou da hora de atualizarmos os critérios que balizam as nossas viseiras mentais – afinal, elas ainda estão repercutindo preconceitos do passado. O que é o preconceito se não julgar um livro pela capa – ou definir se uma pessoa é boa ou ruim em um piscar de olhos, sem nem sequer conhecê-la? Não é isso que estamos fazendo?

NOSSA COMPLICADA RELAÇÃO COM O IGUAL E O DIFERENTE

Temos muito mais facilidade em julgar, condenar e punir o outro do que de olhar para dentro e nos questionarmos: "Por que acho que essa pessoa não é boa ou que sua atitude não é adequada?". A nossa verdade impera e ai de quem discordar. Forjamos, assim, todos os nossos preconceitos, que servem de pilar para a máxima do "eu estou certo, então, isso significa que você só pode estar errado".

Lembrei-me agora de uma amiga muito querida a quem convidei para almoçar certa vez. Estávamos colocando o papo em dia quando ela se lembrou de que precisava falar com o marido. Ligou para o escritório dele, mas desligou rapidamente, bem contrariada. "Helô, você acredita que ele contratou uma secretária quinze anos mais nova que eu?!". Estava furiosa de ciúmes. Falou barbaridades sobre a moça, questionou seu caráter, sua formação... Criticou-a bastante. Então, eu perguntei à minha amiga: "Mas, pelo menos, ela foi simpática com você quando vocês se conheceram?". Ao que ouvi: "Ainda não nos conhecemos".

Não pude me conter e comecei a rir. Eu entendi, é claro. Minha amiga estava muito preocupada que seu marido pudesse se interessar pela nova funcionária. Mas, por conta desse medo, usou todos os preconceitos disponíveis na sua viseira mental para classificar e reduzir a nova profissional a níveis baixíssimos, quase desumanos, sem nem conhecer a moça!

Acho que você entende do que estou falando, porque também já deve ter feito algo assim. Quando julgamos alguém pela aparência, mesmo que seja apenas a aparência dos fatos, lançamos na mesa todos os nossos desdéns, nossas verdades prontas, nossos achismos. Não queremos nem ouvir a opinião dos outros, principalmente se forem contrárias às nossas. Eu monto meu clubinho com as pessoas que compartilham das minhas crenças e fico na minha rodinha só com quem foi bem-avaliado segundo os meus critérios. Nesse lugar, não tem espaço para nada que não seja exatamente igual ao que penso, acredito e faço.

Não sabemos lidar com o diferente, nem com a diferença – e a polarização política que estamos vivendo é prova disso. E aí queremos participar do novo projeto de inclusão ou de diversidade que a empresa está promovendo, porque está na moda, porque é necessário, porque todo mundo está fazendo, mas, desse jeito, sinto informar, não vai funcionar; e sabe por quê? Porque inclusão e diversidade pressupõem lidar com o diferente, aceitá-lo para que seja respeitado e acolhido em suas diferenças.

Não adianta falar apenas da boca para fora, só entrar na onda e seguir o que todos estão fazendo. É preciso mudar mesmo o paradigma, mas a dificuldade é imensa porque não fomos treinados para nada disso. Aliás, às vezes, não conseguimos incluir nem quem é relativamente parecido conosco, como nossos irmãos e cônjuges. Vou ainda mais longe: esqueça por um segundo as questões de raça, religião, orientação sexual; até os homens, brancos, heterossexuais, ricos e privilegiados não conseguem praticar a inclusão entre si, às vezes, só porque o outro torce para outro time ou vota em outro candidato.

Resultado? Nós tratamos o diferente como lixo. Julgamos o diferente antes de conhecê-lo, antes de saber de suas capacidades e de suas falhas, e já o colocamos logo na prateleira do "não serve" – e, se não serve, somente pode estar errado, ser ruim, feio e prejudicial. Quanto desperdício vivemos nas nossas

INOVAÇÃO EMOCIONAL

vidas e relações apenas porque não fomos capazes de abraçar a pluralidade de ideias e de personalidades!

Ficamos em uma lógica muito ultrapassada – se não está comigo, é meu inimigo e está contra mim – que é absolutamente irreal. Seu marido não precisa concordar com você em tudo, seus filhos não precisam compartilhar 100% dos seus gostos, seus amigos precisam ter o direito de gostar de uma banda que você odeia.

As nossas viseiras mentais constroem e determinam o nosso senso de utilidade, então, peço a você que dê uma boa revisada na sua viseira mental. Por favor, identifique quais são os critérios que usa para classificar o mundo ao seu redor. Seus preconceitos são seus ou o acompanham desde a infância sem que você nunca os tenha questionado? As classificações do que é bom ou ruim, do que serve ou não serve, será que são suas ou foram herdadas? De onde vêm as suas crenças? Aliás, chegando mais perto do tema que estamos trabalhando, o que é bom e útil para você? Onde você se sente útil e onde se sente inútil?

Sou apaixonada pelo Processo Hoffman porque, em sete dias, vejo meus alunos viverem uma transformação muito profunda, sensacional de verdade. E uma das coisas que mais acontece durante o treinamento é que muitas dessas pessoas se dão conta de que estão repetindo julgamentos e comportamentos que se

O QUE É LIXO PARA VOCÊ?

tornaram inúteis há muito tempo. Elas estavam presas a velhos conceitos, preconceitos, ideias, certezas e convicções que, simplesmente, não cabiam mais no mundo em que vivem, que só as atrapalhavam e causavam dor.

Se você procurar, também encontrará com alguma facilidade as suas crenças ultrapassadas e inúteis. As verdades prontas que afastam as pessoas, que magoam, que causam angústia e que, no fim das contas, geram solidão – essas são as que precisam rever. Tudo que faz você se sentir mal a seu próprio respeito, tudo que faz você se olhar no espelho e pensar "eu não sou bom o suficiente", tudo que faz você ser grosseiro, maldoso e ríspido com as pessoas, esses são alguns exemplos de comportamentos que perderam a utilidade. Um dia, lá atrás, pode ser que esse jeito de ser tenha servido para alguma coisa, mas, aqui, agora, está causando danos e precisa ser descartado e reciclado.

Esse é um exercício que você precisa fazer sozinho, porque só você pode decidir o que lhe é útil. Hoje, por exemplo, para mim, útil é o meu trabalho. Quando estou trabalhando, produzindo e entregando resultados, sinto que estou fazendo a minha parte. É como se o mundo fosse um quebra-cabeças e a minha peça, a que eu entrego para contribuir, viesse por meio dessas atividades que desempenho profissionalmente e dos resultados que alcanço com isso.

E você, qual é a sua peça? Para pertencermos a esse grande quebra-cabeça, precisamos colaborar e sentir que fazemos a diferença – afinal, sem a nossa pecinha, o quebra-cabeça ficará incompleto. Perceba: eu o trouxe a essa reflexão porque, quando sentimos e acreditamos que somos úteis, também recuperamos a sensação de merecimento. "Eu faço a minha parte, então mereço a minha parte."

Mas a sua utilidade não pode ser determinada por sua infância, pelos seus pais, pelas crenças não revistas, pela raiva histórica – nem por nenhum critério arcaico que continue afixado na sua viseira mental. Com autoconsciência, você pode mudar de ideia e de movimento sempre que quiser, lembrando que as ideias de útil ou inútil variam conforme o ponto de vista. Uma lata de alumínio só é útil enquanto tem refrigerante dentro? Qualquer catador discordaria disso. Você apenas é útil quando está trabalhando e gerando riqueza? Ou seu potencial vai além disso?

DE ONDE VÊM NOSSAS CRENÇAS?

Quando falamos das nossas viseiras mentais, dos filtros que criamos para ler a vida e categorizar o que serve e o que não serve, estamos necessariamente falando da nossa infância. Ainda temos crenças extremamente infantis e absolutamente inconscientes.

Voltando ao meu exemplo de autoritarismo, se eu não ficar nervosa, se não gritar toda vez que me magoam, se não for vítima da situação, nem parece que sou eu! Não me reconheço sem ser durona, rígida, inflexível, cobradora ou exigente. Enfim, nós temos tanto medo de nos esvaziar de nossos comportamentos negativos porque achamos que, sem eles, vamos de fato ficar vazios.

Mas, atenção, você não se resume aos seus comportamentos negativos. Você não nasceu assim, pelo contrário, veio ao mundo puro de amor, disponível para a vida, confiante, pronto para amar e ser amado. Esses comportamentos negativos que aprendeu por cópia e repetição estão só o usando, porém, com autoconhecimento e autoconsciência, você assume à frente e decide se, quando e como vai usá-los.

Para que consiga de fato liderar a si mesmo nas direções que desejar, você precisa antes ir à fonte, buscar a origem das suas crenças. Então, vamos começar? Vou propor uma série de perguntas e, por favor, deixe sua mente respondê-las como quiser. Não tem certo, nem errado. Se bater uma autocrítica, uma instrução de "não, isso não pode", aceite-a, mas siga

INOVAÇÃO EMOCIONAL

em frente com o que tinha pensado em responder. Queremos acessar o seu inconsciente, mas sua inteligência intelectual tentará impedir. Agradeça-a pelo seu esforço, mas prossiga.

Neste momento, você só vai se observar. Aliás, se puder, pegue um caderninho e escreva à mão as suas respostas. Você se surpreenderá ao descobrir:

- **O que significa ser homem para você?**
- **O que significa ser mulher?**
- **O que você entende por casamento?**
- **Para você, o que é pobreza e ser pobre?**
- **O que é riqueza e ser rico?**
- **Pessoas boazinhas são...?**
- **Pessoas ruins são...?**
- **Trabalhar muito é...?**
- **Lixo é...?**

Uau! E aí? Olhe bem para o que você respondeu e me diga: se alguém visse suas respostas, saberia que foi você quem escreveu tudo isso? Você se reconhece no que escreveu? Alguma pergunta foi mais difícil? Alguma resposta o deixa com vergonha ou preocupado?

O QUE É LIXO PARA VOCÊ?

Esse conjunto de noções o deixa orgulhoso de quem você é? E será que você se lembra de como ou quando aprendeu a conceituar tudo isso que eu perguntei?

Bem, posso assegurar que tudo isso foi construído na sua infância. Como um bom engenheiro, seu cérebro absorveu os comportamentos dos seus pais e cuidadores e foi, tijolo a tijolo, erguendo suas noções mais básicas, que norteariam sua vida para sempre, aprendendo inclusive quais reações e respostas são adequadas para cada situação.

Quer um exemplo? Para você, o que causa mágoas? E como é ficar magoado? Quando eu falo para as pessoas que elas precisam perdoar, elas me dizem "nossa, mas é tão difícil". Eu aí pergunto: "Por quê?". O que será que significa perdão para elas? E para você? Todos esses significados também estão com você há muito tempo.

Nascemos com 30% do nosso cérebro pronto, foi tudo que deu para mielinizar na barriga da mamãe. Assim, até os 12 anos mais ou menos, estamos 100% na mão dos adultos que nos educam. Por isso, sempre digo que pai e mãe (e seus substitutos) têm poder de vida ou morte sobre seus filhos – esse é o nível de importância e de influência que exercem nessa fase.

Eles nos ensinam até o significado das palavras. Falamos a língua dos nossos pais – inclusive,

INOVAÇÃO EMOCIONAL

cometemos os mesmos erros de português – e é com eles que aprendemos a nos comunicar. Você só virou gente porque alguém falou com você, de você e para você. E, nessa interação, você foi assimilando o mundo ao seu redor, bem devagar. Aliás, também foi assim que aprendeu como se comportar.

Um amigo meu diz que "educar é repetir meia dúzia de palavras milhões de vezes". Quem tem filhos sabe do que estou falando. Quantas vezes você precisa dizer que é hora de tomar banho, de dormir, de desligar o computador ou de fazer a lição de casa?

Essas ordens contêm uma série de valores. Não é apenas um "vá escovar os dentes", mas, sim, o que está por detrás – como, por exemplo, "nesta casa, nós cuidamos da higiene bucal". As crianças não absorvem só o dito, elas estão de olho no não dito, no inconsciente familiar.

Meu pai, por exemplo, era muito bravo e, às vezes, não precisava abrir a boca para expressar sua braveza. As visitas estavam na sala e nem percebiam a dinâmica: ele nos lançava um olhar duro, voltava os olhos para a porta, e a ordem estava dada – era hora de dormir. Meus irmãos e eu dizíamos um boa-noite e corríamos para o quarto sem nem precisar perguntar nada. A criança aprende a ler os pais, absorve tudo sobre eles nos mínimos detalhes.

O QUE É LIXO PARA VOCÊ?

Você se lembra de alguma leitura que aprendeu a fazer desde cedo dos seus pais ou cuidadores? Sua mãe cantarolava sempre que estava triste? Assistia a um mesmo filme? Ficava sentada no sofá em silêncio? Seu pai coçava a cabeça quando nervoso? Saía sem dar satisfação e apenas voltava horas depois? Ficava mudando de canal sem parar?

Você aprendeu a falar com os seus pais e também aprendeu a compreendê-los e interpretá-los em primeiro lugar. E fez isso por amor. Você os adorava, os amava, era louco por eles! O seu amor era incondicional, puro, e você passou seus dias fixado em aprender tudo com eles porque queria pertencer e ser como eles. E foi assim, nessa troca tão pura, que começou a construir sua humanidade, sua autoimagem e autoestima.

Nós, seres humanos, somos seres gregários, existimos a partir da relação com o outro; e os primeiros "outros" com quem nos relacionamos foram tão essenciais que nós os copiamos e os repetimos à exaustão. Não à toa, quando chegamos à adolescência, o que "eu sou" já está consolidado. Nós já temos as nossas verdades, sabemos de tudo, defendemos as nossas bandeiras e estabelecemos muito claramente o que é certo e errado, útil ou inútil, muito ou pouco.

A infância é para isso mesmo. Serve para que o corpo fique pronto, para que o sistema nervoso termine de se formar, para que desenvolvamos todas as habilidades possíveis – e a última coisa que fica pronta é o aparelho reprodutor. Quando as meninas menstruam e quando os meninos ejaculam pela primeira vez, aí, sim, nós estamos finalmente prontos para a vida adulta, com todos os sistemas perfeitamente consolidados, inclusive o de crenças.

Mas não se engane: não construímos somente crenças limitantes. Aliás, vou lhe contar um pouco mais de mim e da minha infância porque, quem sabe, isso o ajude a pensar na sua própria história e acessar lembranças que ainda não estão disponíveis no seu consciente.

Uma vez que o assunto deste livro perpassa pelo dinheiro, quero contar que meu pai fez um voto de pobreza. Hoje eu entendo que era só para perturbar a minha mãe, porque queria ser rica igual aos irmãos dela. Ele recebia o salário, pagava as contas e era isso, não sobrava quase nada. Então, vivíamos com muito pouco, o que era um problemão para a minha mãe, mas não era para ele – e, daí, também não era para nós, os filhos.

Meus irmãos e eu sequer entendíamos muito bem o conceito de dinheiro, porque meu pai não falava sobre isso. Ele era muito presente, brincava conosco, nos levava para fazer piquenique (à base de pão com manteiga e groselha), contava histórias, dava aulas. Nos faltava dinheiro, mas não tinha nada de pobreza na nossa vida.

Isso gerou uma crença positiva em mim. Veja, mesmo que ele não nos desse nada de material, sua presença era um presente! Ele nos dava bronca, nos divertia, estava sempre por perto. Nós ganhávamos presentes, sim, mas nada comprado – minha mãe fazia bonecas de pano, carrinhos de madeira, tudo à mão. Então, eu aprendi, nesse sistema, que o melhor presente é a presença, que dinheiro não compra felicidade, que a riqueza está em outro lugar – uma supercrença positiva que me acompanha ainda hoje.

Mas perceba: ainda assim, eu preciso ter essa informação consciente, do contrário, vou me mover pelo mundo com comportamentos negativos, compulsivos e automáticos – vou gastar tudo o que tenho, pois, afinal, dinheiro não tem nenhum valor. E não é verdade, certo?!

Agora, vou apresentar um exemplo de construção de crença negativa. Lá em casa, o boletim era um estresse danado. Primeiro, porque não podia ter nota vermelha em hipótese nenhuma. Depois, porque minha mãe não aceitava menos que dez; um 9,5 não rendia nem parabéns. E quando era nota máxima: "Não fez mais que sua obrigação", dizia ela. Eu guardei isso no meu inconsciente e me tornei uma adulta extremamente exigente comigo e com os outros. Eu vivia me dando 9,5 na vida e, mesmo quando era nota dez, não tinha feito mais que minha obrigação.

Quando minha primeira filha, Beatriz, se tornou deficiente mental, a minha segunda filha, Estela, ainda era bem pequena. E eu não tinha a menor ideia de como lidar com essas duas crianças puras, lindas e preciosas. Aliás, qualquer coisa que eu fizesse jamais seria boa o suficiente. Eu me sentia um lixo. Mas eu não me deixava vencer, entende?

Continuava fazendo tudo, exigindo o melhor de mim, mesmo exausta, mesmo precisando de ajuda, mesmo esgotada por dentro. Eu acreditava que tinha de trabalhar muito e de graça, de ser boa demais e fazer muito bem para as pessoas. Tudo isso não era mais que minha obrigação, inclusive como aprender, do nada, do zero, sem referência alguma, como ser mãe de uma criança deficiente.

Olhe o nível desumano de autoexigência e autocobrança a que cheguei! Assim como muita gente por aí, eu acreditava que só seria amada se fosse perfeita. Ao mesmo tempo, vivia em uma angústia, em uma aflição... E se as pessoas descobrissem minhas falhas, minhas imperfeições, meus medos, minhas raivas? E se soubessem que não era boa o suficiente? Eu perderia tudo! No meu sistema de crença, todo o amor que recebia estava condicionado a eu nunca permitir que alguém me conhecesse de verdade, porque eu acreditava inconscientemente que era indigna do amor.

O QUE É LIXO PARA VOCÊ?

Eu vivia para provar o contrário, para me fazer valer, para que os outros me dessem valor.

O perfeccionismo está vinculado a uma crença negativa duríssima que, por sua vez, gera diversos comportamentos autodestrutivos, assim como tantas outras crenças. Fazemos qualquer negócio para receber amor, para sermos vistos, queridos e validados, mas, como você já sabe, agimos de modo inconsciente.

Sabe o que é muito interessante? Às vezes, usamos comportamentos claramente negativos para chamar atenção, porque também é isso que entendemos como amor. É o que costuma acontecer nas famílias com dois ou mais filhos. Se o mais velho é educado e estudioso, o segundo filho sente que precisa ser levado e rebelde, senão, ele não chama a atenção e não ganha amor. E nós pagamos qualquer preço para participar do sistema familiar, para ter um olharzinho dos nossos pais (ou cuidadores), uma aprovação, um sorriso, colo, beijo, abraço... Ou, se não tiver outro jeito, bronca e castigo também servem. Vale qualquer coisa para ser notado.

Ah, uma observação: eu falei, lá atrás, das pessoas que têm muita dificuldade de criticar os próprios pais ou de encontrar suas falhas, mas tem também o oposto. Para algumas pessoas, os pais fizeram tanta besteira – foram ruins, abandonadores, bêbados, drogados, traidores, a lista é imensa – que é impossível e inimaginável ter qualquer sentimento de amor, negativo ou não, em relação a eles.

Se esse é seu caso, talvez você esteja pensando que nunca quis nada com ele ou com ela, que não copiou e repetiu essa pessoa horrível que foi seu pai ou sua mãe. Bem... Você pensa assim hoje, como adulto, lembra? Lá atrás, como criança, você quis muito que ele(a) estivesse por perto para amá-lo, você quis muito pertencer, ser visto e notado. É bem importante que compreenda isso e que procure identificar como a Síndrome do Amor Negativo atinge sua vida hoje, porque é possível que você viva fugindo dos comportamentos que lembram seus pais – ou, ao contrário, que esteja superengajado em copiá-los.

Tive uma aluna cujo pai era alcoólatra e bastante abusivo. Ela namorava um rapaz que não bebia uma gota de álcool, mas que convivia em um grupo de amigos que, de vez em quando, tomavam um ou outro drink. Pois que confusão fez a moça! Ela queria que o namorado deixasse os amigos de qualquer jeito, porque se sentia verdadeiramente ameaçada pelo consumo de álcool. É claro que, assim como o tabagismo, todos nós sabemos dos danos causados pelo alcoolismo, mas não era esse o caso. Ela estava reagindo compulsivamente a uma situação que conversou com sua dor infantil e inconsciente.

Já que estamos procurando a origem das suas crenças, temos de falar também sobre seus cuidadores primários. Copiamos e repetimos os comportamentos das pessoas que primeiramente garantiram a nossa sobrevivência, o que, em muitos casos, além dos pais, inclui outras pessoas que foram protagonistas na nossa educação. Os pais exercem a influência principal, mas é claro que também vou amar e me referenciar em meus avós se são eles que cuidam de mim, me dão mamadeira, trocam minha fralda, enquanto meus pais trabalham. Vou amar meus tios, meus primos e a babá, todos que cuidaram de mim e me proveram amor muito de perto – porque, na minha condição infantil e vulnerável, eu também preciso de sua validação e me construo a partir dessa relação.

Desse núcleo de pessoas, extraímos a referência que guiará tudo o que faremos. É de olho nelas e baseado em quem e como foram que determino como vou me comportar, se vou ser rico ou pobre; ter muitos amigos ou não; estudar muito ou não; ser extrovertido ou introvertido; entusiasmado ou contido; e por aí vai. Ah, essas pessoas também nos ensinaram o que é útil ou inútil, o que é lixo e o que se faz com o lixo, inclusive o emocional.

Para terminar, vou contar outra crença limitante da minha história e de como precisei ir longe para

INOVAÇÃO EMOCIONAL

transformá-la em algo novo e útil para a minha vida. Aprendi com meus pais que "a felicidade não é deste mundo". Se é assim, eu me perguntava, eu só vou ser feliz quando... morrer? Pior que isso, apenas vou ser feliz em um lugar que não sei qual é e ao qual somente terei acesso se me comportar muito bem aqui, senão, posso acabar no inferno. Apavorante!

Sempre fiquei tão perturbada por essa ideia que decidi pesquisar sobre a felicidade – e aprendi tanta coisa legal que escrevi *O mapa da felicidade*! Quando descobri que era possível ser feliz nesta vida e neste mundo – e que, inclusive, fazia um tempão que eu era feliz e que eu dava certo, mas nem reconhecia –, eu precisava contar para todo mundo. E foi assim que mudei a minha crença: construí um mapa para a felicidade e compartilhei a minha vivência e os meus aprendizados com todos! A maior lição que aprendi para superar minha crença infantil foi a de que a positividade é o que sustenta a felicidade, porque, com positividade, eu passo a olhar para mim e para minha vida de outro ponto de vista.

Para encerrar este capítulo, falta dizer que estamos, ainda, copiando os nossos pais por puro instinto de sobrevivência. Repetimos, inclusive, os comportamentos que juramos que nunca teríamos, porque achamos, lá atrás, que esse era o único jeito de fazer parte daquele "bando". No entanto, o tempo passou e continuamos aqui, vivendo o mesmo e colhendo o mesmo.

A MAIOR LIÇÃO QUE APRENDI PARA SUPERAR MINHA CRENÇA INFANTIL FOI A DE QUE A POSITIVIDADE É O QUE SUSTENTA A FELICIDADE, PORQUE, COM POSITIVIDADE, EU PASSO A OLHAR PARA MIM E PARA MINHA VIDA DE OUTRO PONTO DE VISTA.

Como os nossos pais, não sabemos o que fazer quando nos sentimos nervosos, magoados, irritados,

INOVAÇÃO EMOCIONAL

ressentidos e desesperançados – e despejamos tudo isso nos outros e nas nossas relações. Também como eles, somos felizes até a página vinte, ficamos ofendidos com coisas pequenas, damos o troco na mesma moeda, engajamos na vingança e, aí, confrontamos esse vazio impreenchível que nos faz pensar "eu sou um lixo" e "eu não sou bom o suficiente". Estamos aqui só perpetuando essas crenças e esse modelo, assim como fizeram nossos antepassados, mas, a cada geração, o entulho apenas aumenta. Lembra? Eu devolvo a dor com ainda mais dor.

Pois bem, eu sou muito grata ao que fizeram as gerações passadas. Graças a eles, chegamos aonde estamos, mas, aqui, agora, quero me comprometer a fazer a minha parte para dar fim a esse ciclo. Não quero mais que o lixo emocional que, um dia, foi dos meus bisavôs continue a aumentar e a se espalhar por meu intermédio, por meio dos meus gestos com meus filhos, com minha equipe, com as pessoas que amo. Não quero mais que as garrafinhas de água que eu bebo fiquem paradas no lixão quando poderiam ser reutilizadas. Não quero mais gerar desperdício de comida quando ainda há tanta gente sem o que comer. Não quero mais despejar desamor nem em mim mesma, nem nos outros, nem no meio ambiente.

O QUE É LIXO PARA VOCÊ?

Temos medo de mudar e falhar. De mudar e desagradar. De mudar e receber crítica, invalidação e viver a dor. Sentimos medo do desamor. Tudo o que os nossos antepassados fizeram foi se adaptar ao mundo como ele é por amor. E o meu convite a você é que transformemos o mundo de hoje por amor. Em vez de lixo e entulho, nosso legado será a sustentabilidade ambiental e emocional a partir da inovação contínua.

CAPÍTULO 6

AUTOLIDERANÇA COMO FERRAMENTA DE TRANSFORMAÇÃO

Todo esse papo sobre o lixo e inovação tem tudo a ver com liderança. Afinal, líderes nada mais são que figuras que nos influenciam e a quem seguimos seja por medo, admiração ou amor. E já está claro que as primeiras pessoas a quem seguimos – ou seja, nossos primeiros líderes –, foram nossos pais, como conversamos no capítulo anterior.

Em 2021, minha família completa duas décadas sem o maior líder que poderíamos ter tido. Meu pai faleceu em 2001, mas meus irmãos e eu falamos

AUTOLIDERANÇA COMO FERRAMENTA DE TRANSFORMAÇÃO

sobre ele até hoje, contamos suas histórias, relembramos suas ações, seus gestos e comportamentos, e mantemos viva a sua existência. E cada vez que o mencionamos para nossos filhos, sobrinhos e netos, estamos, na realidade, eternizando sua existência. Não necessariamente como uma ação consciente – não é como se nos sentássemos à mesa e disséssemos "vamos eternizar essa memória" – mas, sim, por meio do nosso carinho e do nosso amor que, ativamente, colaboram para que meu pai continue sempre tão presente, assim como seus ensinamentos e exemplos.

É isso que acontece quando somos líderes. Muitas pessoas nunca se imaginaram exercendo uma posição de liderança e, aliás, nem acham que o assunto é importante – e, se esse é seu caso, vamos juntos mudar esse paradigma a partir de agora. Então, me acompanhe: liderar é a melhor maneira de registrar nossas pegadas, de plantar nossas bandeiras na história como quem diz "eu estive aqui".

E, no fundo, não é o que todo mundo mais deseja? Você, eu, seus colegas de trabalho, seus irmãos, seu esposo (ou sua esposa), e até seus filhos: todos nós compartilhamos um desejo intenso de deixar uma marca no mundo. Não queremos ser esquecidos, ou ainda, queremos ser lembrados pelas nossas benfeitorias, pelo nosso melhor, pela forma como encaramos o mundo. Meu pai também queria deixar uma marca no mundo. Ele também desejava nunca ser esquecido. E foi exatamente isso o que fez a partir da sua liderança. Mas não, ele não foi o CEO de uma grande empresa ou gerente de uma grande equipe. O único grupo que meu pai liderou foi sua própria família – minha mãe, meus três irmãos e eu. Mas que liderança impactante!

Foi ele quem decidiu, ao lado da minha mãe, onde moraríamos, qual escola frequentaríamos, qual tipo de comida teríamos. As grandes decisões de nossas vidas – aquelas que garantiram nossa sobrevivência e nos deram referência durante a infância – foram todas tomadas por ele. E que líder mais importante, inesquecível e "eternizável" poderíamos ter tido?

O mesmo aconteceu com você. Os seus pais e cuidadores de infância são, certamente, seus primeiros líderes e os mais impactantes. Sejam suas histórias e memórias boas ou não, foi ali, naquele período da sua vida, que você compreendeu a força e a importância da liderança, afinal, teve de segui-los, atendê-los e obedecer-lhes – e, até hoje, o modo como essa relação se estabeleceu impacta quem você é.

Portanto, a dinâmica do líder e do liderado está profundamente instalada em todos nós. Tanto é

AUTOLIDERANÇA COMO FERRAMENTA DE TRANSFORMAÇÃO

que, quando adultos, continuamos em busca de líderes que possam nos dar um norte. Às vezes, permanecemos referenciados na família. Outras, vão para a religião, para um esporte, para um grupo de estudo – um local onde haja alguém pronto para liderar, ou seja, alguém a quem possamos seguir, atender e até obedecer.

Mas veja só que interessante: dentro desse modelo infantil, a liderança está sempre do lado de fora e nós estamos sempre preparados para respeitá-la exatamente como fizemos na infância – vamos agradá-la, temê-la, aplaudi-la, apreciá-la e bajulá-la apenas porque queremos que nos reconheça e reconheça o nosso valor. Corremos o risco, inclusive, de colocá-la em um pedestal, como se fosse isenta de erros e de falhas, também como fizemos com nossos pais. No automático e no inconsciente, deixamos, na mão do outro, todo o poder de decisão sobre as nossas vidas sem nem imaginar que podemos ser os líderes de nossas próprias trajetórias.

Como o meu convite a você é para uma transformação de crenças e comportamentos, é claro que não poderia deixar de questionar. Sabe aquele caderninho que você usou no capítulo anterior? Alcance-o novamente, pegue uma caneta e anote:

- Quem são os líderes da sua vida hoje? Quem você segue e atende? A quem você agrada, obedece?

- Está tudo bem assim ou, no fundo, você acha que esses seus líderes têm falas e posturas que nem sempre condizem com seu jeito de ver a vida?

- Para que você recorre a esses líderes? Em quais situações você simplesmente não consegue decidir por conta própria?

- Você é o líder de alguém ou de algum grupo?

- Se sim, está confortável nesse papel? Acha que está o cumprindo bem?

- Se não, por que não?

Estamos com sua viseira mental nas mãos, tentando encontrar as informações que balizam sua relação com a liderança para descontruir as que não fazem mais sentido, ok?

Quando pequenos, não tivemos outra alternativa que não obedecer aos nossos pais e cuidadores. Mas, na Síndrome do Amor Negativo, magoados e ressentidos com a impossibilidade de decidirmos por nós mesmos, prometemos do alto da nossa dor infantil que nunca mais seríamos mandados.

AUTOLIDERANÇA COMO FERRAMENTA DE TRANSFORMAÇÃO

Chegamos à fase adulta com as duas noções muito bem-estabelecidas. A primeira, "ninguém manda em mim"; a segunda, "poxa, eu quero tanto fazer parte desse grupo, é melhor eu me conformar e me adequar ao que dizem seus líderes". E é claro que isso causa a maior confusão!

Tive um aluno que se dizia um ermitão da tecnologia – um eufemismo para dizer que não trabalhava sob ordens, nem em grupo, apenas sozinho e na direção que achava adequada. Ele era de fato um ás dos aplicativos, muito bem-reconhecido pelo mercado, mas, quando conseguiu o cliente que mais sonhava atender, recebeu o pedido: precisaria comandar uma equipe para que os prazos de entrega pudessem ser cumpridos. "Preciso corrigir esse bug", foi o que me disse quando chegou ao Processo Hoffman, "meu sistema interno tem uma falha que não me permite trabalhar com outras pessoas, que dirá mandar nelas!".

As crenças não trabalhadas da liderança são muito, muito poderosas e podem ser destrutivas para nossas relações, inclusive, as profissionais. Esse rapaz fora criado em um sistema familiar no qual imperava o bom e velho "manda quem pode, obedece quem tem juízo" – e, na sua vingança inconsciente, agora, recusava-se a mandar e a obedecer. Já imaginou?

INOVAÇÃO EMOCIONAL

Mas esse foi só um exemplo. Tantos outros comportamentos negativos podem ser disparados pela falta de consciência sobre a relação entre líder e liderado: muitos se detêm na competição, não sabem como cooperar, alimentam um desejo de puxar o tapete do outro, fazem tudo de qualquer jeito, são relapsos e descomprometidos, tiram sarro, fazem brincadeira fora de hora... A lista é extensa! E tudo isso, claro, gera lixo emocional.

Então, seja você um líder ou um liderado – e certamente você está em uma dessas posições, se não estiver nas duas ao mesmo tempo –, é possível e provável que esteja produzindo e despejando seus comportamentos negativos nessas relações só porque nunca parou para rever esses papéis e o que de fato significam.

Mas proponho a você ainda outro passo. Vou lhe mostrar que você pode construir e alimentar a liderança interna, de modo que fique a serviço de si mesmo, que esteja à frente das suas escolhas, dos seus pensamentos, das suas emoções e dos seus comportamentos. Como líder de si mesmo, você deixará uma marca imensa no mundo, porque viverá alinhado com seu propósito de vida, com seu senso de utilidade.

Como tenho contado ao logo dessas páginas, tudo isso requer seu compromisso com a autoconsciência.

Ao assumir com honestidade tudo aquilo que é seu, qualidades e defeitos, você ganha a oportunidade de mudar sua trajetória e caminhar em direção àquilo que realmente deseja alcançar. Para isso, terá de passar a vida a limpo, remexer no lixo sem medo e sem nojo, a começar pelo seu nascimento até o momento atual. Tudo para descobrir, com clareza, como você se tornou a pessoa que se tornou. E assim poderá, enfim, ativar o processo de reciclagem interno, sobre o qual vamos conversar já, já.

O QUE AUTOLIDERANÇA TEM A VER COM INOVAÇÃO?

O modelo de liderança dos seus pais lhe serviu, não estamos discutindo isso. Afinal, foi por meio dele que você se tornou a pessoa boa que é hoje. Mas, aqui e agora, na sua fase adulta, cabe revê-lo para identificar quais partes lhe servem e quais perderam a utilidade (e, consequentemente, podem ser recicladas em algo novo). É bem importante que você entenda isto: não vamos descartar suas lições e memórias de vida, mas, sim, reaproveitá-las para que você tire e viva o melhor delas. Não há reverência maior à sua história do que aprimorar o que veio do passado para que tenha ainda mais valor no futuro.

O conceito de autoliderança será essencial para o seu processo de transformação. Isso porque, ao assumir a liderança de si mesmo, você sai da posição de vítima e assume o protagonismo. Sim, os acontecimentos vão continuar seguindo seu fluxo, mas você sempre decidirá como quer encará-los, em vez de esperar que algo ou alguém decida por você. Na autoliderança, você para de se referenciar ou de depender de gurus que apontem uma direção, pois encontrará, em si mesmo, os recursos que precisa para se posicionar na vida.

Se ainda não o convenci de que é uma boa opção investir nessa habilidade, saiba também que a capacidade de liderar a si mesmo, de gerenciar as próprias emoções e comportamentos, é um dos atributos mais requisitados pelas empresas hoje em dia. Em busca de inovação, muitas marcas grandiosas ao redor do mundo passaram a procurar profissionais capazes de inovar na sua gestão.

ISSO PORQUE, AO ASSUMIR A LIDERANÇA DE SI MESMO, VOCÊ SAI DA POSIÇÃO DE VÍTIMA E ASSUME O PROTAGONISMO.

Por muitas décadas, a liderança foi praticada de maneira bélica, agressiva, temerosa. Mesmo dentro do núcleo familiar, fosse ele patriarcal ou matriarcal, o papel de comando estava centrado nas mãos de quem apresentava comportamento ameaçador ou intimidador em alguma escala. A liderança, em suma, era baseada no medo. Mas isso já está totalmente ultrapassado!

Hoje, líderes capazes de agir com empatia, cuidado e amorosidade são bastante requisitados porque obtêm mais comprometimento de suas equipes e, consequentemente, melhores resultados. Há alguns setores do mercado de trabalho, inclusive, que preferem profissionais com ampla competência emocional a *experts* nos quesitos técnicos, porque se deram conta de que não adianta ter um superespecialista à frente do processo se ele não é capaz de multiplicar esse conhecimento, de engajar seus times e de construir cooperação e colaboração.

É claro que não existe uma fórmula para a liderança perfeita. O que existe é um novo caminho, que propõe ao líder a ideia de começar por si mesmo: se for capaz de reconhecer suas competências e seus pontos falhos, de desenvolver suas próprias capacidades, de perdoar os próprios erros, de se engajar com as próprias metas e de encontrar motivação por conta própria, certamente, esse profissional terá condições de influenciar muito positivamente seus liderados e de construir equipes muito mais alinhadas ao propósito da empresa.

Sem a liderança bélica e autoritária, abre-se espaço para o líder humano, compassivo e consciente – que, em vez de lixo emocional, despeja motivação e encorajamento nas suas relações. Estamos falando de alguém que impacta e que importa. De alguém que deixa sua marca no mundo. De alguém que ficará para sempre eternizado na memória daqueles com quem conviveu.

Agora, perceba que a liderança que acontece do lado de fora – com você à frente da sua família, do seu time ou do seu grupo de estudos – começa, na verdade, aí dentro. Se você erra e se dá bronca, se não aceita menos que a perfeição, se não tolera descuidos e vive um nível inacreditável de autocobrança, as chances são de que você também aja assim com as pessoas ao seu redor. Seu lixo emocional – esse que você aprendeu com seus líderes e que repete sem se dar conta – não fica apenas em você, alcança os outros. E, independentemente de onde ou como tenha se originado, é sua responsabilidade reciclá-lo.

Então, invista nesta mudança de paradigma que, por si só, consiste em uma inovação: você não precisa de um grupo para ser líder, somente precisa comandar a si mesmo. O que você de fato quer fazer? Quais são seus verdadeiros sonhos e objetivos? Qual marca quer deixar no mundo? Para que você está nesta vida?

E DE ONDE VEM A MOTIVAÇÃO PARA A AUTOLIDERANÇA E A TRANSFORMAÇÃO?

Investigar e reciclar nossos lixos requer autorresponsabilidade, ou seja, requer que compreendamos que esse resíduo nos pertence, ainda que tenha sido despejado no nosso sistema sem nosso consentimento.

Mas também requer motivação, isto é, requer que você tenha um motivo para mudar e para querer mudar.

Às vezes, é muito difícil encontrar esse motivo, principalmente se vivemos o seguinte conflito: *a mudança que eu deveria fazer é, na realidade, sobre algo que me dá prazer*. Você adora dormir até tarde, adora comer, adora ficar jogado no sofá assistindo a TV, mas, agora, esses hábitos estão atrapalhando sua vida e, mesmo assim, você finge não saber, deixa para depois, para quem sabe, um dia...

Essa é sua zona de conforto, mas o que é gostoso não pode nunca se tornar impeditivo para que, por exemplo, as mudanças gerem saúde e impactem positivamente nossas vidas e nosso meio. Isto também é autorresponsabilidade: às vezes, temos de reconhecer que estamos nos comportando feito crianças mimadas, querendo tudo do nosso jeito. Assim como não autorizamos uma criança a jantar chocolate porque não é nutritivo e faz mal, precisamos nos desautorizar aos comportamentos que geram resultados negativos – por mais prazerosos que sejam.

Se você se reconhece no que acabei de descrever, é possível que tenha entrado no modo justificativa – "Veja bem, faço isso porque, do contrário, acho que vou...". Ou, então, talvez tenha ficado com raiva e contrariado. Pode ser que tenha até se sentido triste.

AUTOLIDERANÇA COMO FERRAMENTA DE TRANSFORMAÇÃO

É muito ruim quando alguém de fora nos faz perceber que estamos dando desculpas para nós mesmos. Mas é pior ainda olhar para dentro e perceber que nos falta motivação para mudar e, por isso, ficamos parados no mesmo lugar, pagando o preço dessa escolha.

Lembra-se da Lei da Inércia que minha filha tanto gostou de aprender? Quem está parado continua parado, a não ser que alguma coisa aconteça. E muitas pessoas esperam alguma coisa acontecer para dar a guinada que faltava, mas torço que esse não seja o seu caso. Torço que você inove até nisso, que comece a mudar pelo amor, não pela dor.

O amor que você precisa para nutrir sua motivação vem da pergunta "para quê?". Para que você quer mudar? Para que deseja se autoliderar? Para que busca inovar? Para que você quer ser uma pessoa melhor?

Tenho um exemplo ótimo disso para compartilhar com você. No ano passado, fui falar com a fisioterapeuta da minha filha mais velha, que hoje mora em uma casa assistida para pessoas com deficiência. Eu falei: "Ela só tem 37 anos, precisa andar mais para que possa manter a mobilidade". Ao que a fisioterapeuta respondeu: "*Nós é que precisamos dar motivo para que ela se movimente mais*". Não é óbvio?

Foi aí que tivemos uma ideia. O caminho da casa dela até a equoterapia tem cerca de 1 quilômetro, portanto, bastaria convencê-la a fazer esse trajeto a pé. Mas claro que não poderíamos argumentar: "Vamos lá porque você precisa andar para não perder a mobilidade". Essa razão não faz sentido para a cabecinha dela e não a motivaria. Sabe o que funcionou? "Vamos lá para dar comida para o cavalo, fazer carinho e escovar a sua crina". Esse é um excelente motivo, então agora ela vai.

E você? O que pode motivá-lo a andar seu 1 quilômetro? Para que você quer caminhar seu 1 quilômetro? Aliás, para que você estuda e trabalha? E para que acorda todos os dias? Já pensou nisso? Essas perguntas lhe darão acesso à sua fonte interna de motivação. É justamente para *isso* que você quer mudar – seja lá o que *isso* for.

E, veja, assim como fizemos com minha filha, você terá de fazer consigo mesmo. Fique de olho no que funciona para você: se você não se sente motivado pela ideia de trocar chocolate por quiabo, então qual troca funciona? Não adianta querer trocar uma coisa que você acha supergostosa por outra que simplesmente detesta! A mudança fica insustentável. Entre o oito e o oitenta, existem o nove, o dez, o onze... Vá tentando até encontrar algo que o motive, que lhe dê algum prazer e que esteja alinhado com sua mudança.

E como é que você vai saber de tudo isso a seu próprio respeito? Pois é, você precisa de autoconhecimento tanto para se motivar como para empreender a inovação

AUTOLIDERANÇA COMO FERRAMENTA DE TRANSFORMAÇÃO

emocional de maneira sustentável. E autoconhecimento envolve o exercício intencional e contínuo da autopercepção. É exatamente como fizemos no capítulo anterior e, também, neste: questionar-se e observar-se com atenção, sem autocrítica ou autopunição pelo que está vendo, porque tudo isso é aprendizado que poderá se transformar em combustível de mudança.

Minha dica, portanto, é: observe como você age no seu dia a dia; aos poucos, tome consciência de seus comportamentos. Esteja aberto para ouvir, sentir e identificar as respostas que costuma dar automaticamente às situações rotineiras. Sim, é mesmo um treino que visa a um aprendizado constante. E lembre-se: o foco é sempre você, não o outro:

- O que você está sentindo em relação a "algo" ou a "alguém" neste momento?
- Com base nesse sentimento, para qual direção vão seus pensamentos?
- O que você tem vontade de fazer a respeito?
- Você tem a intenção de expor ou guardar o que está sentindo e pensando?
- Se fosse se expressar, como demonstraria essa emoção – com raiva, alegria, medo, tristeza?

INOVAÇÃO EMOCIONAL

O segundo passo, então, será investigar os comportamentos negativos que teriam sido desencadeados por essa emoção (e só não o foram porque você parou para investigá-los antes). Por exemplo, enquanto fazia esse exercício, você se percebeu muito magoado com seu irmão e, se pudesse, nunca mais atenderia suas ligações, nem o encontraria.

- Com quem você aprendeu a agir assim?
- Em que momentos usa esse comportamento?
- E, quando age assim, como é que você se sente de verdade?
- Você está mesmo satisfeito com o jeito que agiu ou isso é vingança?
- Tem outro comportamento (mais) positivo e útil para essa situação?

Feitas com honestidade e sinceridade, essas reflexões trarão respostas fundamentais. A partir delas, aos poucos, você conseguirá identificar seus próprios gatilhos – os momentos precisos em que costuma reagir de maneira impulsiva.

Os comportamentos negativos, compulsivos e automáticos são os nossos vícios. E vícios só são eliminados com prática, paciência e persistência. Isso é o que vai permitir a você (e a qualquer pessoa) implementar uma nova atitude no lugar da anterior. Não existe segredo, nem mágica. Transformar um hábito sempre requer, da nossa parte, genuína força de vontade e atenção.

As pessoas geralmente querem pular etapas e obter transformações do dia para a noite, mas, para mudar de vida, é necessário passar por alguns estágios. Você levou um tempão para aprender a ser como é hoje, então, também precisa respeitar o seu tempo para desaprender e substituir esses comportamentos por outros.

TODO LIXO É ÚTIL, MESMO QUE VOCÊ AINDA NÃO PERCEBA

Neste capítulo, defendo que precisamos mudar de perspectiva, assumir a responsabilidade e nos autoliderar rumo às transformações que não podem mais ser adiadas. Precisamos parar de varrer a sujeira para debaixo do tapete só porque ela nos causa medo, vergonha, tristeza ou angústia. E apenas por um motivo: todo esse lixo provoca dor, mas não é inútil – ele pode ser reciclado, renovado ou transformado em outra coisa, mesmo que, em um primeiro momento, não saibamos como.

Tudo o que nos aconteceu, por pior que tenha sido, serve para alguma coisa. As pessoas que passaram por nossas vidas, por piores que tenham sido, também tiveram utilidade porque nos deixaram alguma lição. Mas somente alcançaremos esse significado se olharmos para essas experiências sem ser a partir de velhas crenças e preconceitos.

Na hora de rever sua história, não adianta você usar a viseira mental de sempre porque, claro, vai continuar enxergando as mesmas coisas e do mesmo jeito. "Aquela pessoa é muito ruim", "aquele outro é terrível", "aquele dia foi o pior da minha vida"... Tudo isso continuará igual se você não mudar de ponto de vista.

Além disso, você precisa agir com intenção e focar no detalhe. Pegue um pedacinho do seu lixo de cada vez e pense no que pode fazer com ele – mas precisa ser algo bom! (Afinal, passamos da fase da vingança). Por exemplo: o nosso lixo está cheio de julgamento que pode virar aceitação, exclusão que pode virar inclusão, separatismo que pode virar união, classificação que pode virar empatia, preconceito que pode virar compaixão. Ódio, rancor e mágoa que

AUTOLIDERANÇA COMO FERRAMENTA DE TRANSFORMAÇÃO

podem virar amor. Já pensou ter uma vida repleta de amor-próprio e amor pelo outro? Basta uma mudança de perspectiva.

Se você aceitar se desvencilhar dos comportamentos que o usam, mas que não são você, terá a chance de inovar de dentro para fora. As pessoas ao seu redor continuarão tendo importância igual ou ainda maior, mas, neste novo lugar, você é responsável e líder de si. Se alguém o provoca, faz uma maldade, causa um problema, sua resposta não será mais automática; você se dá a chance de parar por um instante, respirar e decidir o que fará e como se sentirá sobre aquilo.

A nossa automação é tanta que aprendemos até mesmo isso, ou seja, quando alguém faz A, eu sempre respondo com sentimento B. Mas pode ser que esse jeito de ser não sirva mais, que esse sentimento e esse comportamento não sejam mais úteis para aquela situação.

Vale lembrar que a nossa reinvenção começa, mas nunca se encerra. Eu sou quem eu sou agora, neste momento. No meu caso, uma mulher de 64 anos, que leva uma vida muito diferente daquela na qual foi criada. O que eu penso hoje? O que acho que pode acontecer comigo daqui a cinco anos? Para que estou vivendo isso que estou vivendo? O autoconhecimento é um contínuo processo de perguntas e respostas.

É mais ou menos como fazemos quando somos apresentados para alguém. Nós nos apresentamos e perguntamos o que essa pessoa faz, de onde vem, se tem filhos, se trabalha, do que gosta. Pois bem, faremos o mesmo conosco. Você vai se sentar consigo e dizer: "Oi, muito prazer, quem você é?". Básico, simples, não precisa de nada filosófico, não exige diploma.

O AUTOCONHECIMENTO É UM CONTÍNUO PROCESSO DE PERGUNTAS E RESPOSTAS.

Para chegarmos ao inconsciente, àquilo que ainda não temos consciência, temos de partir do que sabemos. Então, preciso olhar para mim com tudo que eu sei – e, de novo, o exercício só funciona na base da honestidade. Devo ser mais honesta e direta comigo do que jamais serei com qualquer outra pessoa. É para mim mesma que vou dizer "estou 10 quilos acima do meu peso ideal", "estou falhando em cuidar da minha saúde física" ou "estou trabalhando mais do que deveria".

Ao mesmo tempo, também preciso ser mais compreensiva e tolerante comigo do que jamais fui. Se responder às minhas próprias confissões com autojulgamento, vou travar, bloquear o caminho da mudança que acabei de abrir, porque voltarei ao ciclo da vingança – no caso, da autovingança.

Autoconhecimento não gera raiva, nem ódio, nem rancor, nem violência. Se, no meio do seu exercício, você se ouvir falando mal a seu próprio respeito, saiba que isso não é autoconsciência. Isso é padrão de comportamento instalado desde sua infância, é você ainda replicando o desamor e a dor do abandono infantil, ok?

E a minha última sugestão: comprometa-se e, se preciso, anote na agenda. Combine consigo que toda terça-feira, às 21 horas, você fará um chá bem gostoso, se sentará no ambiente mais calmo da sua casa e se fará companhia. Ficará consigo. Fará e responderá perguntas. Aprenderá a curtir o momento. Descobrirá as partes fenomenais que compõem o ser complexo que você é. Aceitará os lixos que estão no seu sistema, porque eles servem para alguma coisa e estão sob sua responsabilidade. O que você vai decidir fazer com o seu lixo? Como vai transformá-lo em outra coisa? É disso que vamos falar no próximo capítulo.

CAPÍTULO 7

COMO RECICLAR SEUS COMPORTA-MENTOS

Falou de inovação, falou de tecnologia. Não é essa a nossa associação? Inovação acontece no Vale do Silício (ou na Índia), e isso é tudo que sabemos. Então, é possível que você tenha se surpreendido quando viu que escrevi um livro sobre inovação emocional. Pois é, inovei ao falar de inovação, olhe que legal!

Fiz isso porque entendo que inovação é mudança, é capacidade de enxergar a mesma coisa de um jeito completamente diferente, é o movimento de se arriscar, de ir além e fazer o que nunca foi feito e como nunca foi feito – e nada disso está restrito à tecnologia, às práticas e aos processos de trabalho ou às tantas outras áreas que se apropriaram do conceito de inovação.

É claro que é muito bacana se você é do tipo que se mantém superantenado, usa diversos aplicativos, está nas redes sociais, faz compras on-line, enfim – sou a favor de quem se atualiza para inovar no uso de tecnologias, mas não é dessa inovação que estou falando. Sem inovação emocional e sem mudança de comportamento, a tecnologia perderá o valor, porque não estaremos aqui para usá-la ou aprimorá-la.

Pareço fatalista, mas este é o recado que trago com este livro: ou inovamos nos nossos comportamentos, ou vamos envelhecer mais, mais rápido e esgotar nossas capacidades e recursos muito antes do que deveríamos ou poderíamos. Aliás, vamos construir aquela velhice que mais temíamos. Seremos doentes, dependentes e repetitivos...

Eu me motivei a escrever este livro quando me dei conta de que, como sociedade, fizemos mudanças comportamentais muito superficiais e ineficientes. Aprimoramos os mapas e criamos um aplicativo, otimizamos o acesso ao transporte e criamos outro aplicativo, aprendemos como ministrar aulas on-line, mas não fizemos nada sobre o ciúme, a inveja, o materialismo, a arrogância. Leia um romance do século XVIII e o compare com os dias atuais, por exemplo. A violência contra a mulher está lá, assim como nos acompanha até hoje. Os jogos de poder, a desconfiança, as mais diversas formas de agressividade – tudo isso permanece do mesmo jeito ou com avanços muito pequenos se comparados ao que fizemos com a tecnologia.

Ninguém inovou comportamento e ai de quem tentar! Muitos núcleos estão galgando o espaço para a discussão e para a reflexão, estão convidando suas sociedades a debaterem, de fato, o racismo, a misoginia, a homofobia, mas as pessoas se recusam a sair da sua zona de conforto. Se esses temas não tocam suas vidas, elas se esquivam – *não é a minha participação que fará diferença para essa causa*. Tudo isso vira tabu e, se é tabu, não tem nada a ver comigo.

Perpetuamos a ideia de que a inovação é da ciência, dos letrados, dos extraordinariamente inteligentes, dos investidores, quando deveria ser nossa – das pessoas comuns como você e eu. E nós, agora, precisamos nos autoliderar na mudança desse paradigma, o que será um grande desafio, não minto, mas muito compensador.

Ainda vamos lutar pela sobrevivência, mas de outro ponto de vista. Se antes era preciso guerrear e tomar à força para evitar a escassez, agora é preciso

COMO RECICLAR SEUS COMPORTAMENTOS

compartilhar, dividir, reciclar e reaproveitar para que todos possam ter. Mas teremos de tirar o atraso para virar esse jogo.

Digo isso porque transformamos o mundo muito rapidamente a partir da tecnologia, mas não acompanhamos essa mudança. Ficamos para trás. Estamos ansiosos, bombardeados por um nível de informação que não cabe na nossa cabeça, que está muito além do que damos conta – um cenário perfeito para agravar os comportamentos reativos, agressivos e raivosos. Aplicativos supermodernos estão sendo controlados por pessoas que ainda pensam e agem como homens das cavernas. "E como reverter esse quadro?", você me pergunta.

Na analogia com os computadores, teremos de fazer uma grande manutenção na nossa memória, nos nossos sistemas e no nosso processador interno. De tempos em tempos, a memória do seu *laptop* fica cheia e você precisa decidir o que pode ser apagado e o que é imprescindível manter, não é mesmo? Também de tempos em tempos, você é convidado a atualizar seus softwares sob o risco de pararem de funcionar. Pois bem, faremos algo semelhante nas nossas vidas para, depois, podermos fazer na sociedade.

Gosto da comparação com o computador porque ela faz todo sentido quando a uso para explicar como instalamos e reproduzimos os comportamentos automáticos. Mas assim como eu instalo, posso desinstalar. Sim, é isso aí: assim como seu cérebro falou "ok" e começou a rodar a cópia e repetição dos seus pais, você também pode ensiná-lo a interromper esse processo. O nome disso é reciclagem interna.

POR ONDE COMEÇAR?

Até aqui, você respirou fundo e remexeu muito no seu lixo. Lixo antigo, lixo ancestral, lixo de hoje e de sempre. Entendeu o que é o lixo emocional, onde ele aparece, que cara tem e como impede a inovação na nossa vida – bloqueando, inclusive, as suas chances de viver melhor e com mais amor. E, agora, eu vou ensinar você como a reciclagem dos comportamentos pode gerar transformação concreta e sustentável.

Para começar, é preciso lembrar algo imprescindível a seu respeito: você não nasceu torto. Por amor, adotou comportamentos negativos dos seus pais e cuidadores, mas esses comportamentos não estavam em você dentro da barriga da sua mãe, não nasceram com você e não são você. Logo, se não são você, podem ser mudados.

Graças à sua plasticidade cerebral, você pode desaprender o aprendido, desinstalar o instalado, e

COMO RECICLAR SEUS COMPORTAMENTOS

trocar tudo isso por informação e comportamento novinhos em folha. Até porque você nasceu para dar certo. Então, se o que aprendeu não está funcionando, basta reaprender. Isso é reciclagem.

Existem inúmeras técnicas para mudar de comportamento – hipnose, meditação, terapia, Processo Hoffman, programação neurolinguística –, mas todas se baseiam na mesma ideia: sua vida, sua responsabilidade.

Não tem segredo, nem mágica: é se comprometer e saber que você *tem de* fazer diferente. Chamo isso de "se pegar pelo colarinho". Por exemplo: você precisa fazer ginástica, mas, por ser indisciplinado, nunca consegue sequer começar a atividade. Qual a tática? Simples: programe seu despertador e, na hora que tocar, pegue-se pelo colarinho e vá. Reclamando mesmo, sem problema (você reclama, mas está fazendo uma mudança), vista a roupa de ginástica e vá para a academia.

Se hoje não deu certo, amanhã tente de novo. Vá devagar. Em um dia, você vai conseguir acordar no horário; no outro, vai vestir a roupa; no outro, chegará à academia, ainda que não entre. No quinto dia, você vai entrar e fazer metade de um treino. É assim que a vida caminha. A questão é não desistir. Você é o maior interessado em mudar.

Então, já que você tem esse encontro marcado consigo às terças-feiras, como combinamos no fim do capítulo anterior, que tal ir além? Aproveite que está consigo para refletir. Encontre e escolha o que é urgente de mudar, pegue-se pelo colarinho e, simplesmente, faça diferente. Escreva uma lista: quando se sente de determinado modo, de que outras maneiras você pode agir para obter um resultado melhor? Se as primeiras da lista não derem certo, o que mais é possível fazer?

O que constrói a mudança é paciência, persistência e prática, as três palavrinhas de ouro da metodologia Hoffman – e que eu já repeti algumas vezes aqui. Fiz de propósito, para você saber e lembrar que nós demoramos doze anos para aprender tudo o que precisamos para sair da infância e nos tornarmos adultos. Esses aprendizados não desaparecerão do dia para a noite, até porque alguns deles você só está reconhecendo agora.

Está tudo bem se você não conseguir de imediato. Nem na segunda ou na terceira vez. E isso vale não apenas para o momento em que estiver colocando suas mudanças em prática, mas, também, para quando estiver se aprofundando no autoconhecimento. É um passo por dia e, às vezes, alguns passos para trás. Ok. Tudo bem.

COMO RECICLAR SEUS COMPORTAMENTOS

E uma dica superlegal: enquanto estiver em um processo de mudança interno, promova mudanças externas que simbolizem e reiterem o que está acontecendo aí dentro. Então, mude a rota: mude o lugar onde você vai almoçar, mude o que você costuma fazer à noite, vale, inclusive, mudar o corte de cabelo.

Não precisa ser nada muito profundo ou elaborado, é só para que você sinta que está em movimento. Por exemplo, troque a posição do quadro que está na sua sala ou da mesa da cozinha, a cor da cortina, compre uma almofada diferente, coloque sua cama em outro canto do quarto, rearranje os móveis. Faça qualquer coisa para contar para si mesmo que o processo de transformação começou e não tem volta.

Isso é um truque para avisar ao cérebro que você quer fazer diferente e autorizá-lo a embarcar nessa jornada de mudança. Será muito mais fácil largar um hábito se você não fizer os mesmos caminhos, vir as mesmas coisas, conviver com as mesmas pessoas que estavam por perto quando engajava nesse vício. São os tais dos gatilhos emocionais: a sua atenção precisa estar em você, mas, também, no que se passa no seu entorno para que possa evitar as situações que normalmente disparam os comportamentos que deseja reciclar e transformar.

INOVAÇÃO EMOCIONAL

Então, recapitulando, os passos que você deu até aqui:

- Primeiro, você instalou a crença de que mudanças são possíveis e necessárias – e deu um chega para lá nos pensamentos negativos de autoboicote que diziam "não vou conseguir";
- Depois, escolheu um hábito, um comportamento que quer mudar agora e se pegou pelo colarinho;
- Você também fez uma ou mais mudanças externas que reiterem o seu processo interno de transformação, avisando ao seu cérebro que a mudança chegou – e que ele precisa embarcar;
- Por fim, entendeu que é preciso treino, repetição, para instalar o novo. Todo dia, você faz um pouquinho e exercita seu novo hábito no lugar do velho.

Agora, vamos para a prática? Vou ensiná-lo o que é reciclar comportamento.

MAS, AFINAL, O QUE É RECICLAR COMPORTAMENTO?

Vamos começar pelo básico: reciclagem é tudo que nos permite mudar de pensamento. Quando você muda de pensamento, você muda o que está sentindo e, então, muda aquilo em que acredita. É por isso que toda a técnica de reciclagem envolve ficar atento ao que você está pensando e fazendo (e o que isso o faz sentir). Com essa atenção, você poderá interromper os pensamentos que desencadeiam comportamentos negativos, compulsivos e automáticos.

E esse é um trabalho contínuo, que nunca tem fim. A humanidade é inerentemente imperfeita, o que significa que sempre há espaço para aprimoramento. Ou seja, mesmo com todo esse trabalho que estamos fazendo aqui, você não vai virar um anjo, perfeito, puro, que nunca deseja mal aos outros, livre de raiva, medo e tristeza. Não, nada disso. Você, assim como todas as pessoas do mundo, continuará produzindo algum lixo emocional de vez em quando. Mas, com consciência, poderá parar de despejá-lo nos outros.

Tive uma aluna que era muito, muito raivosa e que aprendeu um jeito bastante poderoso de reciclar

INOVAÇÃO EMOCIONAL

sua raiva. Ela me contou outro dia: "Helô, até o Processo Hoffman, eu era muito cruel com as pessoas ao meu redor. Nem percebia, mas machucava todo mundo, falava sem pensar, agredia... Eu era uma bomba prestes a explodir. Hoje em dia, quando percebo que estou chegando a esse ponto de novo, troco de roupa e vou para a rua... correr! Corro 4, 6, até 10 quilômetros quase todo dia. Quando paro, nem lembro mais o porquê de tanta raiva".

Ela estava radiante e não era à toa. Correr, para pessoas que sentem muita raiva, não apenas é um exercício muito saudável, mas também uma super-reciclagem – a corrida ajuda a extravasar as emoções negativas, criando espaço para a criatividade e fomentando a autoestima (além de produzir endorfina, é claro!). As artes marciais, o boxe, o *muay thai* também são esportes maravilhosos como reciclagem para quem lida com a raiva.

Aliás, existem muitas opções de atividades que ajudam a reciclar seus comportamentos e que são relativamente fáceis de praticar (se procurar bem, você talvez nem precise investir dinheiro, só tempo mesmo). Por exemplo: pegue-se pelo colarinho e comece a frequentar aquelas aulas gratuitas e on-line de ioga ou de meditação.

E se essas opções não forem muito sua cara, pense no que é. Combine consigo que, antes de voltar

COMO RECICLAR SEUS COMPORTAMENTOS

para casa com o lixo do dia acumulado na bagagem emocional, vai passar no mercado, na floricultura ou na padaria só para dar uma espiada, para sentir outros aromas, para tomar um cafezinho, respirar fundo e, aí sim, retornar. Ou, então, pode criar um novo hábito – chegou do trabalho, vai direto para o banho, literalmente se limpar de todas as sujeiras do seu dia, para apenas aí interagir com seu cônjuge e seus filhos.

Aliás, sabia que o banho também pode ser uma reciclagem maravilhosa? Coloque intenção nos processos e imagine que está mesmo liberando toda a sua sujeira emocional para ficar limpinho e novinho em folha quando terminar.

Conclusão: se o lixo é seu, você pode e deve decidir qual a melhor maneira de lidar com ele. Com auto-observação, com intenção, com honestidade, pegue seu lixo pela mão, assuma a responsabilidade por ele e decida fazer a sua parte – ou seja, reciclá--lo para que pare de impactar tão negativamente sua vida e o seu entorno.

Use a criatividade, comece pequeno e aumente, respire fundo quando ficar difícil e comece de novo. Já falei antes e repito, pois quero muito que você tenha sucesso nessa missão: se você tentar tudo de uma vez – mudar todas as suas crenças, todos os seus vícios e todos os seus comportamentos ao mesmo tempo – suas chances de falhar são muito maiores, então, vá com foco. Qual é o comportamento hoje, aqui, agora, que você pode transformar com mais facilidade? Como você vai começar?

EXERCÍCIO DE RECICLAGEM: COMO RECICLAR NO SEU DIA A DIA

Vou compartilhar com você um exercício poderoso de reciclagem para que possa incorporá-lo no seu dia a dia. Vamos lá? Digamos que alguém falou uma besteira que o deixou muito bravo, irritado mesmo e pronto para gritar. Mas, como você está de olho nos seus pensamentos, vai agir para interrompê-los antes que seja tarde demais, antes que você efetivamente berre com aquela pessoa e tenha de se desculpar mais uma vez pelo seu comportamento impulsivo. E como fará isso?

Bem, a decisão é sua. Você pode ir ao banheiro, lavar o rosto e colocar sua música preferida para tocar, comprometendo-se a ouvi-la com toda atenção até o fim. Você pode socar seu travesseiro. Você também pode dançar, pular ou andar na direção contrária da que estava indo quando se deixou tomar pela raiva.

COMO RECICLAR SEUS COMPORTAMENTOS

Repare no que estou propondo: você vai, intencionalmente, interromper os seus pensamentos e trocá-los por outros – mesmo que, para isso, tenha de pensar em coisas absurdas, como borboletas gigantes, vacas amarelas voando, o que quer que consiga desviar seu cérebro daquele padrão de pensamento. Pensou "ai que ódio"? Quebre esse pensamento, recorra à imagem das suas borboletas gigantes e fique com elas por quanto tempo precisar. Pensou "nossa, que ciúme"? Vá para o quarto e soque seu travesseiro até o pensamento sumir. O segredo é: perceba e interrompa seus pensamentos negativos antes que eles virem emoções e reações negativas.

Há também outra técnica para reciclagem muito eficaz. No entanto, como é preciso praticá-la de olhos fechados, sugiro que você primeiro leia as explicações com atenção e, uma vez que tiver absorvido esse passo a passo, realize o exercício. Outra ideia: se preferir, você também pode usar o celular para gravar a si mesmo – leia em voz alta cada um dos passos e, depois, basta apertar o *play* e seguir as instruções gravadas.

Antes de iniciar, peço só mais uma coisa: para esse exercício dar certo, você precisa se despir dos seus julgamentos. Vou conduzi-lo por propostas que desafiarão seu cérebro e, por isso, ele as rejeitará.

INOVAÇÃO EMOCIONAL

Talvez você pense: *Que coisa boba!*, *Que piada!*, *Aonde isso vai dar?* ou qualquer outra variação de reprovação. Aceite o pensamento. Agradeça. E foque novamente no exercício. Combinado?

Para começar, pense em um comportamento negativo, compulsivo e automático que deseja muito reciclar e lembre-se de uma situação em que você viveu esse comportamento. Então, encontre um lugar no qual possa permanecer por dez minutos sem ser interrompido.

Sente-se confortavelmente, se possível, com os pés no chão e de modo que sua coluna e suas pernas formem um ângulo de 90 graus. Encoste bem as costas, apoie bem os pés, e deixe o corpo se ajeitar nessa posição. É bem importante que você se sinta confortável para que possa focar exclusivamente na sua respiração.

Então, feche os olhos. E, enquanto respira, puxe pela memória a situação em que viveu esse comportamento negativo. Pode ser uma discussão em que você perdeu a cabeça. Pode ser aquela vez em que aquela pessoa nem se deu conta do quanto o magoou e o feriu. Pode ser também aquele dia em que você foi super-ríspido, grosseiro de verdade, dono da razão, mas só na sua cabeça – o lixo emocional ficou todo em você e com você.

COMO RECICLAR SEUS COMPORTAMENTOS

Perceba que tudo isso é, sim, seu lixo emocional, mesmo que você não tenha sido o responsável por produzi-lo. Alguém simplesmente despejou tudo sobre você e, agora, você carrega esse lixo para cima e para baixo. Ou, ao contrário, foi você quem descontou tudo no outro com sua crítica, seus preconceitos, seus julgamentos, sua superioridade e os resíduos continuaram em você.

Não importa. Em todo o caso, você não quer mais se ver nessa situação, nunca mais. Ainda que não tenha como controlar o que as pessoas fazem ou a maneira como as situações se desenrolam, você agora sabe que está nas suas mãos fazer diferente, esse poder é seu.

Deixe essa situação repousar na sua cabeça. Respire.

Agora, imagine que está levando o ar, um oxigênio brilhante e lindo, para o seu centro. Inspire com profundidade, tome todo o ar que puder, e veja esse ar chegar três dedos abaixo do seu umbigo, onde mora a sua sabedoria.

Perceba-se então na sua completude. Você sabe e sempre soube qual seu melhor comportamento. Afinal, você é um ser humano inteligente, sábio, amoroso, que se olha e se acredita uma fonte de luz.

Olhe para si com amor, com muito amor. E pegue suas características positivas pela mão por um momento.

Depois, escolha a sua melhor parte, aquela que o deixa orgulhoso de si. Qual é seu melhor comportamento? O que é que você faz bem, muito bem, incrivelmente bem?

Encha-se dessa característica – você é ela. Você é sua amorosidade, sua resiliência, sua paciência, sua empatia – ou o que quer que você tenha abraçado como seu melhor.

Agora, você está cheio e tomado por essa característica maravilhosa e essencial, e emana uma energia luminosa que brilha forte por todos os lados.

Com essa luz, volte lá naquele dia, naquela situação que foi tão difícil e dolorida para você. Mas, dessa vez, imagine que está revivendo a mesma cena – só que de maneira positiva.

Com este que é seu melhor, como você se comporta agora nessa mesma situação? Qual resposta a sua melhor parte oferece para esse acontecimento? Como sua resiliência, sua compaixão, sua amorosidade e sua autoconfiança respondem ao evento dolorido que tanto o marcou?

Imagine, crie e invente. Faça diferente. No começo do livro, eu lhe disse que nosso cérebro não sabe diferenciar quando fizemos de verdade ou quando apenas imaginamos que fizemos. De tanto imaginar e criar situações positivas na sua mente, você produzirá menos lixo emocional e instalará, no seu sistema, outro jeito de fazer – muito mais positivo, saudável e sustentável do ponto de vista emocional.

Nós somos uma usina geradora de energia e, quanto mais praticarmos a reciclagem comportamental, mais positividade vamos gerar para nossas vidas, nossas relações e nosso meio. Vamos juntos?

CAPÍTULO 8

AUTONOMIA EMOCIONAL, A HABILIDADE DOS INOVADORES

Não me canso de dizer que você nasceu para dar certo, então, se estiver em meio a muitos "erros e errados", saiba que esse é só um momento, não é sua condição inata. Assim como você, o outro – seu irmão, seu chefe, sua esposa, aquela pessoa que você simplesmente não suporta, todo mundo que existe na sua vida (ou fora dela) – nasceu para dar certo.

Agora vamos falar um pouco mais da sua relação com o outro, pois vou lhe apresentar o conceito de autonomia emocional. E você só terá autonomia se, com autoliderança e inovação, tomar para si a responsabilidade por seus pensamentos, sentimentos e comportamentos.

Eu sei, aquela pessoa lhe fez muito mal, magoou você, puxou seu tapete, xingou, falou mal do seu filho, ela é terrível, horrorosa! Mas repita comigo: assim como você, ela também nasceu para dar certo. O que significa que provavelmente ela não fez por mal, embora possa ter despejado muito lixo emocional em você e causado uma péssima impressão (além de todo esse rancor).

Mas seja sincero, será que você já não fez algo assim por aí? Será que não tem uma pessoa lá no seu passado que não pode ouvir falar no seu nome, que remói até hoje aquilo que você fez quando era jovem, que nunca superou a sua maldade? Olhando para trás agora, como é que você se lembra desse episódio? Se pudesse conversar com essa pessoa tão ressentida com seu comportamento, o que você lhe diria?

É possível que você ache mesmo que errou e, por isso, pediria perdão. Ou sinta que foi injustiçado nessa história, que nunca teve chance de se explicar, que foi julgado e punido sem direito à defesa. Ou, então, agora que o tempo passou, talvez você ache tudo muito engraçado e sequer se lembre de verdade do que aconteceu. Ainda assim, essa pessoa nunca se esqueceu de você e do seu gesto.

Perceba que você não tem como controlar o que essa pessoa sente a seu respeito – de repente, você já até tentou, mas nem seu pedido de perdão foi suficiente para que ela superasse. Se você não tem controle de como o outro vai se sentir, por que espera que o outro faça alguma coisa ou consiga "arrumar" a bagunça que fez com você? A responsabilidade é sua, somente sua.

Joana me fez muito mal uns meses atrás, falou mal de mim para o meu chefe e quase me fez perder o emprego. Se, cada vez que vejo a Joana, fico irritada a ponto de isso acabar com o meu dia, não é mais a Joana que está fazendo isso, sou eu mesma. Eu estou entregando a ela – e de mãos beijadas – todo o poder sobre minhas emoções, sobre como vou me sentir e me comportar. Quase como se pedisse: "Oi, Joana, dá para você estragar o meu dia, por favor?".

Por isso, assumir a responsabilidade e praticar a autoliderança é tão essencial. Quando eu estou à frente de mim mesma, ninguém pode tirar o meu prumo. Sou eu que decido como me sentirei sobre algo ou alguém, e ainda que me sinta mal, o sentimento é meu. Eu troco o "ela me fez sentir assim" por "eu me sinto assim em relação a ela".

AUTONOMIA EMOCIONAL, A HABILIDADE DOS INOVADORES

Quanto mais responsabilidade você tiver pela sua vida, mais escolhas poderá fazer. E, aí, vai dizer para si mesmo: "Não vou nem perder tempo pensando nisso que ele fez, porque isso é problema dele, é um lixo dele e eu já tenho os meus para cuidar". Isso é consciência. Isso é escolha sustentável. Para que eu vou produzir angústia só porque encontrei a Joana? Chega, não quero mais. Escolho que ela não terá mais esse impacto sobre mim ou sobre minha vida.

O primeiro passo para chegar a esse nível de autoliderança e autorresponsabilidade é olhar-se no espelho – mas não para dizer "eu me amo", isso vamos fazer depois. O objetivo é se despir por completo, tirar uma a uma as nossas camadas de crenças e de verdades prontas até chegarmos a quem somos de verdade – muito mais fundo do que a pessoa que nos tornamos ou desempenhamos em nossas relações. Nesse lugar, não tem certo ou errado. Não tem feio ou bonito. Tem você com você, como um caderno em branco esperando para ser preenchido.

COMO AGEM AS PESSOAS QUE TÊM AUTONOMIA EMOCIONAL?

Primeiro, vamos ao conceito: autonomia é a capacidade de se autogovernar, de se conduzir por suas próprias leis ou vontade própria, é a soberania sobre si mesmo. Conforme ganhamos autonomia, avançamos pela vida. Foi assim que deixamos de ser bebês e nos tornamos crianças; que saímos da infância e alcançamos a adolescência; e, enfim, deixamos a adolescência rumo à adultez.

A cada novo aprendizado em cada uma dessas fases, nós nos tornamos mais autônomos. Aprender a engatinhar lhe deu autonomia, assim como aprender a falar, trocar de roupa, manusear os talheres. A cada conquista, você precisava menos dos seus pais para "dar conta" da vida e, portanto, ficava com maior poder de decisão sobre o que e como faria.

A autonomia emocional é semelhante: é a sua capacidade de caminhar com as próprias pernas para "dar conta" das suas emoções, independentemente do que o outro faça, diga ou pense. É escolher o que você vai pensar e sentir sobre si mesmo e sobre o mundo à sua volta; escolher se o outro tem poder de magoar ou não você; escolher se vai ficar ressentindo aquela mágoa ou não.

Uma das coisas mais bacanas da autonomia emocional é que, com ela, a crítica do outro não impacta você de modo desproporcional. Você não se sente atacado, ofendido ou envergonhado quando alguém diz que você não fez um bom trabalho – afinal, o outro não tem esse poder sobre você. Isso lhe dá clareza de pensamento e abertura para avaliar a crítica que recebeu, usá-la para seu aprimoramento, e perceber o que é lixo emocional despejado em você.

Por anos, eu me senti magoada com uma crítica que recebi de uma colega de trabalho. Nunca esqueci o que ela me disse e, mesmo que continuássemos muito próximas, as palavras dela sempre voltavam à minha cabeça e eu me perguntava: "Se ela pensa tão pouco de mim, por que continua querendo ser minha amiga?". Mas veja o que aconteceu: porque fiquei remoendo aquela história por tanto tempo, eu não autorizei apenas que ela me magoasse uma vez, mas muitas! Cada vez que me lembrava, eu ressentia aquele momento, sentia raiva de novo e dizia coisas terríveis a meu próprio respeito – meu valor diminuía só porque, um dia, lá atrás, ela me criticou.

INOVAÇÃO EMOCIONAL

É ESCOLHER O QUE VOCÊ VAI PENSAR E SENTIR SOBRE SI MESMO E SOBRE O MUNDO À SUA VOLTA; ESCOLHER SE O OUTRO TEM PODER DE MAGOAR OU NÃO VOCÊ; ESCOLHER SE VAI FICAR RESSENTINDO AQUELA MÁGOA OU NÃO.

Esse é o comportamento oposto à autonomia emocional. Na dependência emocional, eu autorizo ao outro que me faça mal quantas vezes quiser, como se ele fosse responsável pela maneira como me sinto. Além disso, dependo dessas opiniões externas para estabelecer meu valor – se me criticam, eu não sirvo para nada e sou um lixo, mas, se me elogiam, eu me encho de arrogância porque me sinto melhor que os outros.

AUTONOMIA EMOCIONAL, A HABILIDADE DOS INOVADORES

É isso que muita gente faz com seus pais, líderes, parceiros, filhos e amigos. Mas lembra? As pessoas ao nosso redor estão focadas nas dificuldades e dores que também as acompanham por toda a vida – e, frequentemente, mal dão conta de si mesmas, que dirá do outro!

Autonomia emocional é instalar essa compreensão em todas as suas camadas. É saber que "esse lixo que ele despejou não me pertence" e, ainda que ecoe dentro de mim e seja uma crítica válida, sou eu que decido o que vou fazer a respeito.

Aliás, autonomia emocional ajuda na autonomia prática, porque lhe possibilita fazer escolhas assertivas. Quando digo que ser feliz é uma escolha, é sobre isto: há gente vivendo em meio ao caos e é muito feliz, assim como existem bilionários profundamente infelizes. A felicidade independe de fatos e pessoas, e é uma decisão que somente você pode tomar por si mesmo. Todos os dias.

E isso não vale apenas para a felicidade. A sua vida de hoje é resultado de decisões que tomou no passado, o que significa que a qualquer momento você pode "redecidir". Com autonomia emocional, você decide o tempo todo como e para que vai ser. Escolhe os seus próprios comportamentos, escolhe como vai amar, empreender, abraçar, ouvir, falar, trabalhar, relaxar.

INOVAÇÃO EMOCIONAL

Em suma, com autonomia emocional você se empodera para construir o seu propósito de dentro para fora, independentemente dos fatores externos. Deixa de ser vítima das situações e dos outros, mesmo frente aos acontecimentos mais duros. Aceita que ninguém é só feliz o tempo todo, mas, com positividade, até os momentos difíceis podem ser transformados em úteis. Nada acontece por acaso. Nada é inútil. Tudo tem valor. Na autonomia emocional, seu potencial de inovação floresce com toda a força, porque, afinal, você não tem mais medo de errar, de ser criticado, de ser julgado ou punido. Não há cenário melhor para arriscar fazer diferente. Mas como se desenvolve essa autonomia?

PARA COMEÇAR, FINQUE OS PÉS NO PRESENTE, PORQUE O AMANHÃ AINDA NÃO CHEGOU

Presença é a habilidade de auto-observação. É uma inteligência estar presente e essa inteligência é acionada pela consciência. Eckhart Tolle, autor do *O poder do agora*, tem uma definição muito boa para a presença:

AUTONOMIA EMOCIONAL, A HABILIDADE DOS INOVADORES

> Imaginar um futuro melhor nos traz esperança e uma antecipação do prazer. Imaginá-lo pior nos traz ansiedade. Ambos os casos são ilusões. Ao observarmos a nós mesmos, um maior grau de presença surge automaticamente em nossas vidas. No momento em que percebemos que não estamos presentes, estamos presentes. Sempre que formos capazes de observar nossas mentes, deixamos de estar aprisionados.[17]

Maravilhoso, não é? Perceba que explicação bacana: se o passado é uma história escrita lá atrás que não tenho mais como mudar; e se o futuro é algo que ainda não foi escrito e que foge do meu controle, logo... Ambos não passam de ilusão. Só o que existe é o aqui e o agora, por mais tentador que seja nutrir essas ilusões. Isto é, o passado e o futuro vivem rodeando nossas cabeças, clamando por atenção, mas não há nada que possamos fazer a respeito. E treinar esse entendimento é essencial para a autonomia e a inovação emocional.

---

17 TOLLE, E. **O poder do agora**: um guia para a iluminação espiritual. Rio de Janeiro: Sextante, 2000.

O excesso de apego ao passado e/ou ao futuro é um comportamento que fomenta doenças, em especial, a depressão e a ansiedade. Quando não consigo me libertar do que já passou, normalmente, é porque estou preso a emoções muito negativas que se repetem na minha memória do presente e, assim, me impedem de seguir em frente. Mas, ao contrário, quando apenas consigo pensar no que virá, abro mão do meu presente para viver uma profunda pré-ocupação – ou seja, estou me preocupando com coisas que ainda não aconteceram e que, talvez, sequer aconteçam.

Em relação à ansiedade, enquanto não fincamos os pés no presente, permanecemos sempre na expectativa do que virá e, por vezes, só conseguimos pensar que o pior está prestes a acontecer. Abraçamos esse comportamento no começo da pandemia de covid-19, não é mesmo?

A vida dos ansiosos é marcada por uma falta de paciência que os faz engolir o tempo. Eles querem tudo para ontem e vivem sob um senso de urgência como se o mundo fosse acabar a qualquer instante.

Mas... E se fosse mesmo acabar? Sendo ou não uma pessoa ansiosa, você se despediria desta vida satisfeito com o seu presente? Com a maneira como vive hoje, agora, aqui? Com o trabalho que tem, as pessoas com quem convive, a casa em que mora, e o modo que se relaciona consigo e com o seu meio? Tememos tanto o apocalipse e o fim da vida, mas não aprendemos a transformar esse medo em motivação para mudança, para autoliderança e para autonomia emocional que nos permitirão deixar a nossa melhor marca no mundo.

Estar no aqui e no agora é de uma inteligência fenomenal, porque estabelece concretamente que você aceita que o ontem já passou e que o amanhã é incerto. E, se você tem total consciência disso, também acolhe a importância da sua presença. Aceita que não pode mais adiar o "eu te amo", o reencontro com os pais e as pessoas queridas, a mudança de emprego ou de estilo de vida. Aceita que precisa abandonar o peso de suas mágoas e seus rancores, pois, aonde quer que vá, esse lixo emocional não tem mais espaço. Aceita que seu impacto e sua importância no mundo se dão a cada instante da sua vida, como, por exemplo, neste exato minuto em que lê e absorve o que escrevi, com todo seu amor-próprio, comprometendo-se a mudanças e inovações que não podem mais ficar para amanhã, afinal... O amanhã ainda não chegou, mas será construído pelo que você realizar no hoje. Essa é a inteligência que a consciência promove, e isso tem tudo a ver com sua criatividade – ou seja, com sua capacidade de mudar de perspectiva a fim de criar uma nova maneira de observar a si mesmo e ao mundo com total desapego.

RESPIRAÇÃO CONSCIENTE, UM EXERCÍCIO PARA FINCAR OS PÉS NO PRESENTE

Já reparou em como sua respiração muda quando você fica nervoso, bravo, irritado ou com raiva? Talvez se torne ofegante ou até prenda o ar sem perceber. E quando você está apaixonado por si, por alguém, pela vida, lembra como é soltar aquele suspiro gostoso?

Respirar é uma ação que nosso corpo realiza sem comando. Quer dizer, sem uma ordem consciente – não temos de dizer "inspire" e "expire" para o pulmão realizar esses processos. Mas respirar com atenção e intenção é um exercício muito poderoso para consolidar a sua presença.

E sabe por quê? Porque ar é vida. Você aguenta muito mais tempo sem comida e sem água do que sem ar. Então, tome todo ar que puder e o solte devagar. Não tem segredo: pare o que estiver fazendo neste momento para respirar. Inspire com atenção por dez segundos – assim, você vai oxigenar seu cérebro, que produzirá outro hormônio e, portanto, gerará outra qualidade de sentimento. Expire com atenção por dez segundos e solte todo o ar, deixe-o sair dos pulmões,

AUTONOMIA EMOCIONAL, A HABILIDADE DOS INOVADORES

levando embora todas as toxinas, todo o lixo que seu corpo produziu. E vá se percebendo.

O que você estava pensando mesmo? E sentindo? Se você começou o exercício tomado por emoções negativas, continue inspirando e expirando com a intenção de compreendê-las para liberá-las. Apenas mudamos quando nos percebemos. Muitos pensamentos e comportamentos inconscientes, com a prática da respiração consciente, se tornam claros, perceptíveis e acessíveis.

Você falará: "Opa, é a terceira vez que me irrito hoje" e será capaz de enxergar o que está disparando esse sentimento para interrompê-lo. Esse simples exercício ensina para o seu cérebro que não dá mais para reagir com tanta raiva às provocações das pessoas; mais que isso: quebra para sempre um "jeito de ser" que foi do seu pai, do seu avô e do seu bisavô e que você só aprendeu a repetir.

A respiração consciente não é apenas um dos modos mais efetivos de fincar os pés no presente, como também lhe permite ter o tempo necessário para tomar decisões efetivas e conscientes no lugar de respostas automáticas. E quando você se autolidera dessa maneira, quando passa a ser o responsável por suas ações e pelas consequências que geram, você também conquista autonomia emocional.

PARA CONTINUAR, PERDOE O PASSADO, PORQUE JÁ PASSOU

Eu me apresento como ativista do perdão, porque perdoar transformou a minha vida. Como você sabe, defendo que perdoar é uma questão de inteligência, pois me liberta das amarras do passado e me permite criar espaço para o novo.

Então, para encerrar este capítulo, vou lhe contar a história de um aluno muito bacana com quem trabalhei alguns anos atrás. Eu me lembrei dele muitas vezes enquanto escrevia este livro e pedi autorização para contar, com detalhes, sua trajetória, porque é uma das mais inspiradoras e tocantes que acompanhei nas minhas aulas.

Quando nos conhecemos, ele estava com 45 anos. Havia perdido a mãe ainda criança, com apenas 5 anos. Foi criado pelo pai, com a ajuda dos irmãos um pouco mais velhos, no interior do Estado de São Paulo. Cresceu e logo passou a ajudar a família, que era dona de uma quitanda. Seu pai, um homem distante, sério e muito rígido, era alguém que lhe causava muito medo e de quem se ressentia muito. Tanto que, aos 17 anos, decidiu cuidar da própria vida. Foi embora e nunca mais olhou para trás. Só soube do pai novamente quando ele faleceu, naquele mesmo ano em que veio ao Processo Hoffman.

Mas é claro que não trouxe o luto como queixa. A princípio, inscreveu-se no treinamento devido à sua "indisponibilidade emocional" – verdade seja dita, esse era o nome que sua esposa dava para os comportamentos do marido.

E que homem inacessível! Assisti de perto, no início do curso, o quanto relutava para se abrir, se permitir ou acessar qualquer emoção. Trancara-se dentro de si. Havia aprendido como oferecer, aos outros, o mínimo necessário para estabelecer relacionamentos superficiais e distantes.

Não sabia como abraçar os filhos, não sabia como dizer "estou orgulhoso", não sabia elogiar a esposa – mas sabia bem como criticá-la nos seus momentos de explosão, quando ela insistia na tentativa de acessá-lo. Naturalmente, ela agora queria o divórcio, mas, quando tocava no assunto, ele saía do ambiente sem nem sequer respondê-la.

"Você ama sua esposa?", perguntei. "Sim", respondeu duro, seco e reto. "Mas ela me cobra e quer mais de mim do que posso dar, do que prometi. Não tenho tempo para essa frescura toda, para bajulações, para ficar de papinho sobre nosso casamento. As

INOVAÇÃO EMOCIONAL

coisas são o que são, esse foi o marido que ela escolheu", continuou rispidamente.

Que sofrimento vivia aquele homem. A sua dor estava estampada no seu rosto, nos seus ombros, na sua postura enrijecida. Aos 45, parecia ter 65 anos. Tanto sua saúde física quanto mental estavam deterioradas e, caso não se permitisse acessar seu interior, se não topasse ele próprio revirar seu lixo, corria o risco de perder o casamento e, inclusive, a relação com os filhos, que também já não queriam mais saber dele.

Como disse antes, enquanto crianças, não foi uma única experiência ou interação com nossos pais que causou a dor infantil e serviu de base para nossos comportamentos negativos, compulsivos e automáticos. Normalmente, vimos e revimos aquela informação em muitos momentos, de diversas maneiras, até incorporá-la e levá-la conosco para a adultez.

Era evidente que esse aluno fora treinado à base do ultrapassado "homem não chora" – e que tristeza fizemos, e ainda fazemos, com nossos meninos ao ensiná-los essa bobagem. Mas, em meio ao trabalho que realizou no Processo, ele se deparou com uma lembrança tão, mas tão dolorida... De seu pai pegando-o pelos braços no velório da mãe e lhe dizendo que engolisse o choro. Na frente de todo mundo. E, porque não conseguiu engolir o choro, não pôde permanecer ali e se escondeu sem dizer adeus à mãe.

É claro que esse registro estava inconsciente, trancado e inacessível na sua memória adulta. É claro que gerou uma série de comportamentos duríssimos, negativos, compulsivos e automáticos, sobre os quais aquele homem não tinha consciência e nem controle. É claro que carregou o lixo emocional de seu pai e o replicou por toda a vida, dentro de si mesmo e nas pessoas que mais amava. Mas e agora que sabia disso? O que poderia fazer a respeito?

O Processo Hoffman tem algumas sessões muito poderosas voltadas à compaixão e ao perdão. Como as técnicas são sigilosas, não posso contar muito sobre elas – aliás, por que você não vem descobrir como funciona o treinamento? –, mas posso dizer que, depois de acessar essa informação, esse rapaz foi fundo na sua reciclagem.

Primeiro, permitiu-se à raiva – como foi que aquele pai pôde ser tão cruel com um filho tão pequeno? Depois, reviu sua trajetória e a de seu pai – quanto lixo emocional havia naquele homem! E, enfim, colocando-se de verdade no lugar do pai, compreendeu a dor de alguém que perdera a esposa e que, de repente, tivera de criar três crianças sozinho. O pai não tinha culpa, nem o filho. Todos são culpados, mas ninguém tem culpa. O único caminho para dar fim a essa dor é o perdão.

Ao encerrar o treinamento, estava com outra feição, outro porte e outra energia. Mas reconhecia que aquele era só o começo. Quando entrei em contato para saber se poderia contar sua história, aproveitei para perguntar como estava. "Helô, eu ainda preciso ficar muito atento para perceber quando estou me fechando às situações e ao diálogo. Às vezes, acho difícil expressar como me sinto ou identificar de onde vem esse sentimento, mas entendo agora que preciso ir fundo nessa investigação – senão, o preço que pago é muito alto. Tem dias que eu falho, como todo mundo, mas me perdoo e começo de novo."

Seu casamento estava renovado – inclusive, a esposa também participou do Processo Hoffman, os filhos e até os irmãos com quem retomou o contato pouco depois do treinamento. "Nós falamos sobre o meu pai com muito amor hoje em dia. Naquela época, ele precisou cuidar de nós três sozinho e não tinha a menor ideia de como lidar com tudo isso. Sem a minha mãe, repetiu a criação de seu pai conosco. Era o melhor que podia fazer, não tinha outra referência. Um dia, enquanto relembrávamos nossa infância, choramos os três juntos ao percebermos que não fomos os únicos proibidos de sentir a perda da nossa mãe. Ele também nunca chorou a morte de sua esposa, a quem amava de coração", me contou emocionado.

Eu também me emociono toda vez que o trabalho de autoconhecimento, a minha missão de vida, traz resultados tão efetivos como os vividos por essa família. Eles transformaram gerações de lixo e desamor inconsciente em amorosidade, compaixão e perdão.

Escolhi contar essa história, porque envolve essencialmente tudo o que propus a você neste livro. Envolve coragem para decidir praticar o autoconhecimento; responsabilidade para assumir as suas próprias falhas; perdão a si mesmo e a quem o ensinou a agir assim; autoliderança para transformar tudo o que é inútil, velho e ultrapassado em útil, novo e indispensável. E, claro, autonomia emocional para compreender que esse trabalho nunca tem fim e só pode ser empreendido por você, sob seu comando e sua decisão.

E tudo isso para que você possa viver melhor, mais feliz, mais saudável, mais em paz com seu corpo, com seus pensamentos e emoções, alinhado ao seu propósito de vida e deixando sua marca no mundo. Me diz se não é isso que você quer?!

Nós todos erramos e geramos muito lixo, inclusive emocional. Os plásticos não reciclados

INOVAÇÃO EMOCIONAL

consumidos por nossos antepassados continuam contaminando o meio ambiente, mesmo que eles já não estejam mais conosco há muito tempo. Os comportamentos não reciclados também permanecem entre nós, causando dor.

Precisamos perdoá-los: eles não sabiam melhor. E, agora, livres da herança comportamental negativa do passado, precisamos decidir como faremos diferença tanto na esfera individual, como na coletiva. Então, aceite o meu convite. Comece seu trabalho de formiguinha. Recicle o seu lixo, um pouco por dia. Venha fazer parte do time dos conscientes, esse grupo de pessoas fantásticas que vai mudar o mundo antes que o mundo acabe. Vamos, juntos, sair do paradigma da falta, do abandono e do desamor para que o nosso legado seja abundância, respeito e amorosidade.

Capítulo 9

COMO A RECICLAGEM ENRIQUECEU A MINHA VIDA

O lixo existe desde que o mundo é mundo e, inclusive, há registros de que os primeiros sistemas de coleta foram criados ainda na antiguidade. Mas foi com a Revolução Industrial que a humanidade começou a produzir mais lixo do que dava conta de processar. Aliás, com o avanço tecnológico, não só a quantidade, mas também o tipo de resíduo mudou.

No lugar do esgoto e das carcaças de bichos, toneladas de plástico e de outros derivados de petróleo

INOVAÇÃO EMOCIONAL

começaram a se acumular sem se ter muito o que fazer – afinal, ao contrário dos orgânicos, esses materiais levam centenas de milhares de anos para "desaparecer", para se desintegrar e voltar à natureza.

Por isso, em busca de uma melhor alternativa para o lixo do que simplesmente acumulá-lo em um canto, já na década de 1920, o homem começou a empreender os primeiros processos de reciclagem. Seguindo o método do que já se fazia com os resíduos orgânicos, que eram revertidos na produção de adubo, esses "pioneiros da sustentabilidade" procuravam por uma maneira de reaproveitar os materiais descartados – ou, se preciso, ressignificá-los, transformando tudo isso em algo completamente diferente.

Desde então, em diversos momentos da nossa história, o lixo provou-se fonte de riqueza. Na Segunda Guerra Mundial, por exemplo, os obstáculos à produção e distribuição de mercadorias fizeram muita gente recorrer à criatividade. Na falta de outra opção, peças de maquinários industriais foram resgatadas das sucatas e reaproveitadas no conserto de carros, aviões e até na produção de armas.

Mas reciclagem, como contei a você neste livro, vai além disso. Nós podemos reciclar ambientes, transformando um galpão vazio em uma escola; reciclar ideias, desfazendo preconceitos que nos acompanham desde a infância; e até reciclar histórias: com compaixão, perdão, autoliderança e amor-próprio. Assim como o lixo físico, o lixo emocional também guarda riquezas. Então eu vou contar agora como a reciclagem enriqueceu a minha vida.

NÃO ERA O QUE ESPERÁVAMOS. ERA MUITO MAIS E MUITO MELHOR

Sempre sonhei que seria mãe de quatro filhos. Então, depois que a Beatriz, a Estela e o Rodolpho nasceram, só faltava o Frederico, que seria o último. Aí, sim, a família estaria completa. No entanto, como não pude mais engravidar, decidimos que o adotaríamos; um plano que foi sendo constantemente adiado por causa da correria do dia a dia.

O Rodolpho já estava com 11 anos quando recebi uma ligação de uma pessoa querida, alguém que se lembrou por acaso dos meus planos de adoção e que imediatamente me colocou em contato com uma moça – nada menos que a mãe biológica da Eduarda, minha filha caçula.

Sim, rápido e repentino assim. Em questão de dias, a Duda chegou à nossa família com apenas

INOVAÇÃO EMOCIONAL

2 meses. Ela veio para o meu colo direto do colo da mãe biológica – uma moça de 20 anos que não tinha condições de criá-la e pretendia entregá-la para o Ministério Público. Mas, em meio à euforia e ao amor que sentimos por aquele bebê lindo desde o primeiro momento e, também, à rapidez com que tudo isso se desenrolou, acabamos nos atrapalhando com o processo de adoção sem nem saber.

Só no tribunal eu entendi que esses deslizes poderiam nos fazer perdê-la, e aquilo me causou um medo que não me lembrava de já ter sentido. A promotora foi duríssima com suas palavras, disse que nossas chances eram pequenas por se tratar de uma adoção interracial, porque nós já éramos velhos (eu tinha 49 anos), porque outros pais mais jovens poderiam cuidar melhor dela, porque uma família com três filhos já era grande demais e não precisava de mais um... Nossa, ela foi terrível! Eu escutei aquilo tudo com muita dor, mas não arredei o pé.

Eu estava apavorada, entristecida, furiosa, magoada... foi quando, de repente, uma espécie de mágica aconteceu. Mesmo depois daquele sermão todo, o juiz olhou bem nos nossos olhos e disse: "Eu vou usar a minha intuição. E a minha intuição diz que a Eduarda já encontrou a família dela". Pronto. Foi isso. Duas semanas depois, nós já éramos oficialmente os pais dela e eu tinha, finalmente, a minha caçula.

Algumas coisas na vida acontecem com essa força, quase como mágica, de modo inexplicável. De um dia para o outro, eu havia me tornado mãe de um bebê. Um bebê a quem não conhecia, mas que aprendi a amar no mesmo instante. Um bebê que muito rapidamente aprendeu a pedir, a mim, os cuidados de que necessitava. E sob a ameaça de perdê-la, senti um medo e uma dor que só mesmo uma mãe consegue projetar quanto à possibilidade de ficar sem um filho. E foi assim que nossa relação de mãe e filha se instalou de modo irrevogável.

Não é curioso? Muitos eventos nos pegam de surpresa, e isso acontece com todo mundo, mas, por nos confrontarem com o inesperado e o desconhecido, costumamos reagir negativamente. E quantas chances boas perdemos por não darmos conta de nos ajustar às surpresas da vida. Inovação é mudança de paradigma.

Nós cinco – meu marido, a Beatriz, a Estela, o Rodolpho e eu – esperávamos pelo Frederico. Nós compartilhávamos a sensação de que ainda faltava alguém no nosso núcleo familiar. Mas a verdade é que eu não me mexia em relação a isso, era quase como se estivesse à espera de uma obra divina. E posso lhe contar um segredo? Eu rezava, de verdade. Dizia: "Papai do Céu, o que é que custa? O Senhor bem que podia colocar uma cestinha na minha porta porque daí eu vou saber que é para mim, que essa criança está destinada para a minha família.". E ele colocou! Foi exatamente isso o que me aconteceu.

Não, não era o Frederico, mas a Eduarda caiu no nosso colo; então, precisávamos reciclar nossas expectativas. E sabe o quê? Todo mundo tirou de letra. Eu ainda me lembro perfeitamente da hora em que perguntei: "Gente, tem um bebê que precisa de uma família e, se vocês toparem, nós já podemos buscá-lo amanhã mesmo. A única coisa é que não é um menino, mas, sim, uma menina. O que vocês acham?".

Ficou todo mundo tão feliz e tão emocionado. Nossa, que alegria foi saber que a Duda existia! Até a Bê não conseguiu se conter. Passou aquele dia todo dizendo: "Mãe, vamos lá buscá-la logo".

A partir daquele instante, a Duda reciclou a vida de todos nós, e nós reciclamos a dela. Quando ela nasceu na nossa família, trouxe consigo um novo marco de esperança e de motivação. A nossa história familiar mudou para sempre. Era ela quem nos faltava, mas nós nem imaginávamos até recebê-la nos braços pela primeira vez como um presente do universo.

Já se passaram dezesseis anos desde que a Duda se tornou nossa caçula. Nesse tempo, tivemos de reciclar muita coisa e tivemos de lidar com muito lixo emocional vindo das pessoas de fora. É uma pena, mas muita gente ainda enxerga a adoção através de viseiras mentais cheinhas de pré-conceitos. Adotar não é um gesto de bondade ou de caridade, mas de amor e de aprendizado. Eu não ganhei pontos com Deus porque adotei. Mas ganhei, sim, algo espetacular: a filha que faltava para completar minha família, que me fez acreditar mais ainda em que nossas boas preces são sempre atendidas por Deus ou pelo universo.

Hoje, eu reconheço nela todas as capacidades de reciclagem que tanto ensinamos na nossa família. Ela terá pela frente muitas chances de reciclar sua história – poderá escolher se quer ou não conhecer a mãe biológica, se quer ou não estabelecer algum tipo de vínculo, se quer ou não conhecer a história dessa outra família. E seja qual for a sua escolha, ela sabe que faz parte da nossa família e que nós sempre vamos amá-la.

QUANDO A MUDANÇA COMEÇOU, EU DECIDI ABRAÇÁ-LA

Dois anos depois da adoção da Eduarda, a Beatriz começou a dar muito trabalho. Ela chorava, ficava irritada e a gente não sabia o porquê. A essa altura do campeonato, a Estela já tinha morado fora do país e

INOVAÇÃO EMOCIONAL

já fazia planos sérios de independência; então, foi ela quem me contou: "Mãe, ela quer ir embora. Ela está infeliz nesta casa".

Tomei um susto! Fiquei sem saber o que pensar ou sentir. Veja, a Bê teve uma infância muito complicada. Ela sofria muitas convulsões e foram necessários anos de tratamento para conseguir estabilizá-la. Naquele momento, ela estava muito melhor e tinha muito mais qualidade de vida, mas nunca tinha me passado pela cabeça que, talvez, estivesse pronta para morar fora de casa.

Bem, reciclei esse pensamento e me abri para a possibilidade. A convite de uma de suas terapeutas, fui conhecer uma moradia assistida bem próxima à capital paulista, e nós nos apaixonamos pelo trabalho. Tanto é que ela mora lá desde então. Nessa instituição, a Beatriz tem de tudo, é super bem-cuidada, estimulada, tratada e ganhou muito mais autonomia do que nós, sua família, teríamos conseguido oferecer.

Mas como foi que chegamos àquele ponto? Será que eu tinha perdido alguma coisa?

Todos nós estamos em constante processo de transformação, saibamos ou não, aceitemos ou não. Nós não poderíamos nem imaginar, mas o convívio com a Eduarda mudou por completo a vida da Bê, a começar pelo quarto – que, agora, elas dividiam. Aos meus olhos, a Estela, minha segunda filha, que na época estava na faculdade, havia crescido e se tornado uma jovem adulta. Mas a Bê, não. Na nossa rotina familiar, ela podia envelhecer o quanto fosse, mas nunca havíamos parado de enxergá-la como uma criança. Só que agora que a Duda tinha chegado, existia mesmo uma criança pequena na família, e que não era mais ela.

É claro que ela se ressentiu, mas também topou a reciclagem e assumiu o papel de irmã mais velha. No que conseguia, ela me ajudava. Buscava fralda, punha a chupeta na boca e me avisava "mamãe, Duda chorando!". Portanto, nessa dinâmica, a Beatriz passou a se perceber talvez não como adulta, mas como "maior". Nas palavras dela, "grande" – muitas vezes, inclusive, chegava a verbalizar "mãe, eu sou grande!".

Olhando para trás, a minha impressão é a de que, quando ela cedeu o lugar de caçula para Duda, deu um salto de maturidade inacreditável que catalisou uma reciclagem familiar extraordinária.

Para começar, nós também começamos a ver a Beatriz a partir de outro ponto de vista. Nós conseguimos emancipá-la para que pudesse desenvolver habilidades novas mesmo que, para isso, tivesse de viver longe da gente. Eu fui fundo na minha reciclagem como mãe para que pudesse autorizá-la a crescer.

Mas, além disso, depois que ela se mudou para a moradia, eu pude me dedicar de verdade à minha carreira. A Bê tinha sido minha prioridade por mais de duas décadas. Eu havia dedicado muito do meu tempo ao seu cuidado; então, agora, estava nas minhas mãos aceitar e entrar no movimento da mudança que claramente se abria na minha vida.

O QUE EU JÁ RECICLEI – E O QUE AINDA QUERO RECICLAR

Posso voltar um pouquinho no tempo? Bem, se você acompanha a minha história, já deve ter me ouvido contar que, antes de ser empresária, tive o emprego que o meu pai me mandou ter. Ele acreditava que não existia trabalho melhor que o de funcionário público: estável, cheio de benefícios e com expediente muito bem definido. As coisas não são mais assim, claro, mas, lá atrás, eram tantos os atrativos que não me restou outra escolha a não ser atender o seu desejo. Fui trabalhar no Banco do Brasil e, muito rápido, aprendi tudo o que havia para aprender.

Eu até gostava dos meus colegas, mas aquela rotina não me oferecia nada de desafiador ou de novo;

era tudo sempre muito mecânico. Por isso, decidi estudar algo completamente diferente e me matriculei na faculdade de Serviço Social. Depois de formada, continuava no banco, mas usava meu tempo livre para trabalhar como voluntária nas mais variadas instituições: creches, orfanatos, asilos, o que você imaginar. Enfim, eu bem que tentei fazer algo diferente, mas é claro que não estava nada satisfeita com minha vida profissional e, por isso, coloquei todos os meus sonhos, ideais, metas e realizações na minha família. Já que eu não seria bem-sucedida no trabalho, colheria todos os meus louros como mãe e esposa. Um plano que também iria por água abaixo quando a Beatriz teve sua primeira convulsão, com 1 ano e 8 meses.

Até hoje, nós não sabemos, ao certo, o que aconteceu com minha filha mais velha. Como contei a você agora há pouco, hoje ela vive bem e muito estável, mas, criança, chegava a convulsionar mais de vinte vezes por dia para nosso total desespero. Nós, o pai dela e eu, fizemos o possível e o impossível para curá-la, mas nunca conseguimos nem mesmo um diagnóstico fechado de sua condição. Não bastando, seu pai, que é pediatra, e eu vivíamos uma diferença quase irreconciliável; ele acreditava na ciência e dizia "isso não tem cura", enquanto eu investia toda a minha fé na crença de "ela será curada". Fizemos muita confusão, causamos muita dor, geramos e trocamos muito lixo emocional.

Eu tinha imaginado muita coisa para a minha vida, mas não estava nem perto dos meus sonhos. Não havia nada que me deixasse orgulhosa, nada que me fizesse pensar, nem me sentir, bem a meu próprio respeito. Nada que me fizesse acreditar que eu tinha importância e que eu importava. Naquele momento, eu tinha certeza de que não deixaria nenhuma marca no mundo.

Quando, pela primeira vez, alguém me contou sobre um treinamento chamado Processo Hoffman, eu estava abaixo do fundo do poço. Sem nenhuma autoestima, sem tempo para me dedicar à assistência social (que era o único trabalho que me motivava), sem paciência com minhas filhas pequenas, sem paz no casamento, sem perspectiva.

Pois é. Não é à toa que eu divido a minha vida em antes e depois do Processo Hoffman. Antes, tudo o que causei foi confusão. Na Síndrome do Amor Negativo, fiz o possível e o impossível para provar o meu valor, usei toda a minha arrogância, elaborei e promovi muitos planos inconscientes de vingança e despejei todo o meu lixo emocional nas pessoas que eu mais amava: minhas filhas, meu marido e meus pais.

COMO A RECICLAGEM ENRIQUECEU A MINHA VIDA

Eu saí do Processo sabendo que tinha uma missão. Eu compreendi que nada do que tinha vivido havia sido à toa, que tudo aquilo era aprendizado e que estava nas minhas mãos fazer valer a pena tanto a minha vida quanto a minha história. E a vida só vale a pena quando a gente ama. Ama de verdade, ama quem se é, ama quem o outro é, sem julgamento ou preconceito.

Eu decidi que ia amar e que ia reciclar a minha vida por amor, não mais pela dor. A primeira coisa que fiz foi pedir demissão do banco faltando apenas dois anos para a minha aposentadoria. Meu pai ficou louco da vida, mas fazer o quê? Minha vida, minha responsabilidade, não foi isso de que falamos lá atras?

Aí, claro, precisava de um novo emprego, mas não queria mais trabalhar com qualquer coisa. Eu queria fazer algo que me desse amor, paixão, que me motivasse, que me desse razão para acordar todos os dias. E, então, bati à porta da Marisa Thame, a pessoa que tinha licença para aplicar o Processo Hoffman no Brasil, e pedi uma oportunidade. Claro, por que não? E sabe o que ela me disse?

"Não tem vaga para você aqui."

Acredita?

Ah, mas eu estava decidida e não desisti. Insisti tanto até que ela me deu uma mesinha pequena para trabalhar como voluntária. Por um ano, trabalhei de graça e aprendi tudo o que se fazia naquela empresa até que ela não teve outra opção a não ser me contratar.

Em 2002, quando a Marisa faleceu, eu já atuava também como professora do treinamento. Nós nos tornamos tão, mas tão próximas ao longo desse tempo que ela decidiu deixar sua licença para mim. Ali, na sua partida, ela me agraciou com a honra de poder dar continuidade ao trabalho que mudou a minha vida; uma oportunidade que agarrei com toda a força até quando, enfim, a Duda chegou, e nós autorizamos a Bê a crescer.

Hoje, estou à frente do Centro Hoffman, uma empresa que aplica não só o Processo, como outros treinamentos de reeducação emocional, autoliderança e desenvolvimento humano. E isso só foi possível porque as coisas foram todas se encaixando e ganhando um novo significado.

E o que é a reciclagem se não o constante ressignificar de pensamentos, emoções e comportamentos? Eu já reciclei bastante por uma vida, mas não se engane: vou me reciclar até o último dia, porque estou comprometida com a minha trajetória de inovação emocional. É por meio dela que vou deixar a minha marca no mundo.

Inclusive, pensei nisso outro dia quando a Duda, que sempre me acompanhou nas turmas de Processo Hoffman e sempre viajou comigo para o hotel onde o treinamento acontece, perguntou: "Mãe, agora já sou grande. Posso ficar em casa?".

A escolha de palavras da Duda me pegou de supetão e não pude deixar de me lembrar de quando ela chegou para completar nossa família. Minha resposta a ela só pôde ser uma: "Pode, filha". E espero ter deixado transparecer o que eu senti: *Eu vou reciclar esse meu desejo de que você permaneça criança e que continue sendo minha companhia, porque quero ver você florescer e construir a sua própria vida. Então pode crescer. Pode dar os passos que quiser, na direção que achar que deve. Pode errar e acertar. Pode pegar suas habilidades inatas pela mão e descobrir o que fará com elas. Pode abraçar e perdoar as suas falhas; afinal, você é humana – e, quando puder, por favor, perdoe a mim e às minhas falhas também, já que eu também sou só humana. Pode tudo que você quiser, porque tudo o que você realmente quiser, assim será. E, também, pode ter certeza: você já tem todos os recursos de que precisa para se sobressair nesse mundão. Eu vou estar sempre na torcida, com todo o meu amor e a minha gratidão por ser sua mãe.*

É... Algumas reciclagens são mais difíceis que outras. Eu, até hoje, preciso ressignificar o apego aos meus filhos, e esse é um trabalho que não se encerra. Aliás, se estiver certa, daqui até o fim da vida, ainda terei muito o que reciclar no que diz respeito ao que entendo por trabalho, por aposentadoria, por velhice, por juventude, por família, por amizade.

Quando eu reciclo, mudo de ponto de vista, e um novo mundo se abre bem diante dos meus olhos. Eu enxergo o que não via, toco o que era intocável e me abro para possibilidades que não existiam. Toda vez que reciclo um dos meus lixos emocionais, o que encontro, ao fim do processo, é luz. Eu transformo o meu pior; meu medo, minhas projeções, meus pré-conceitos e minhas crenças; no meu melhor. E, assim, posso despejar – em mim e nas minhas relações – minha autoconfiança, minha positividade e minha abertura para o novo. Portanto, eu posso inovar, e desejo, profundamente, que a minha história lhe traga ainda mais motivação para fazer o mesmo!

CONCLUSÃO

Em agosto de 2021, um catador de recicláveis, Joel Silva, virou notícia depois de participar de um programa de auditório transmitido em rede nacional. Ao responder corretamente a uma série de perguntas de conhecimentos gerais, levou para casa o prêmio de 150 mil reais, e agradeceu ao lixo por seu brilhante desempenho.

Aprovado em segundo lugar no curso de Medicina da Universidade Federal do Pará (UFPA), Silva é filho de coletores de recicláveis de uma cooperativa em Belém (PA). Ele contou, em entrevista ao UOL,[18]

---

[18] CAVALCANTE, L. Ex-coletor premiado no 'Caldeirão' achava livros no lixo e fará medicina. **UOL**, 29 ago 2021. Disponível em: https://noticias.uol.com.br/cotidiano/ultimas-noticias/2021/08/29/ex-coletor-estudava-com-livros-encontrados-no-lixo-passou-em-medicina.htm?utm_source=facebook&utm_medium=social-media&utm_campaign=noticias&utm_content=geral&fbclid=IwAR1jEszWSKclts6ter80SRG4ewfbHJiLiWm3dVS6BRDAqp2rnqubLWitEGo. Acesso em: 6 out. 2021.

INOVAÇÃO EMOCIONAL

que cultivou o hábito da leitura na própria cooperativa, quando começou a encontrar livros de excelente qualidade e em ótimas condições que haviam sido simplesmente descartados: "Em outra situação, eu não teria acesso a esse material".

No início do livro, já havia falado brevemente sobre a história do Joel, o gari que retirou livros didáticos do lixo para estudar, mas decidi contá-la aqui, por inteiro, porque tem tudo a ver com a proposta que apresentei aqui. O que ele fez foi muito mais do que simplesmente reaproveitar a pilha de livros que retirou do lixo. A partir do hábito de leitura, reciclou a própria vida e mudou para sempre a sua trajetória e a de sua família. Isso é inovação pura.

Outra história que quero deixar para fazê-lo refletir é a da americana Elise Roy que, aos 10 anos, recebeu a notícia de que estava perdendo a audição. Em poucos anos, ficou "profundamente surda", como ela mesma descreve, mas isso não a impediu de competir nas primeiras divisões dos campeonatos norte-americanos de futebol e de lacrosse, de se graduar em Direito e em Design em renomadas instituições de ensino dos EUA, de tornar-se mundialmente reconhecida por sua atuação como advogada da Organização das Nações Unidas (ONU), ou de desenvolver uma incrível habilidade como artista.

CONCLUSÃO

Em suas entrevistas, Elise explica que a sua surdez lhe proporciona um jeito único de experimentar a realidade e que, por isso, decidiu explorar o que tantos enxergam como limitação, para produzir algo novo e útil. Hoje, está por trás de soluções tecnológicas que foram inventadas para facilitar a vida de pessoas surdas, mas que também beneficiaram a sociedade de modo geral. Aliás, ela explica que muitas inovações pensadas para pessoas com deficiência acabaram servindo ao mundo todo, como as mensagens de texto, os descascadores de batata ou o controle remoto.[19]

Trouxe essas duas histórias porque são claras demonstrações de como podemos transformar paradigmas para inovar. Enquanto tantos pensam que ser catador de lixo é degradante ou que ser deficiente auditivo é incapacitante, essas duas pessoas que acabei de lhe apresentar são provas vivas de que essas crenças é que são degradantes e incapacitantes.

---

19 THE typewriter, audio books, remote controls, OXO grips, & closed captioning were all created by designing for disability. **Elise Roy**. Disponível em: https://www.eliseroy.org/. Acesso em 6 out. 2021.

CHEGA DE RESSENTIR O PASSADO; AGORA É HORA DE SENTIR O PRESENTE

Hoje, com o nosso nível de avanço nas neurociências, já chegamos a um entendimento de que a energia não é esotérica, não é *new age*. Energia é ciência. O nosso corpo e nosso pensamento produzem energia. Também já se sabe que os pensamentos têm o potencial de alterar a química cerebral, gerando boas ou más emoções. E que as más emoções, por sua vez, estão associadas ao surgimento das mais diversas doenças, inclusive do câncer. Em suma, o câncer pode surgir em decorrência do lixo emocional entulhado, acumulado e ressentido.

Estamos na reta final e, aqui, eu preciso reiterar que ressentir as más emoções é um dos maiores inimigos da sua saúde e da sua capacidade de inovar. Não preciso ir longe para provar meu ponto: se o Joel e a Elise, os dois que acabei de lhe apresentar, tivessem ficado apenas com o ressentimento de suas próprias dificuldades, não teriam jamais encontrado motivação, disposição ou criatividade para os feitos incríveis que deram conta de fazer.

CONCLUSÃO

Mas se não prestarmos atenção, ressentimos de muita coisa, o tempo todo. Sua esposa fala algo que o aborrece, você fica com muita raiva, passa o dia ecoando aquela frase na sua cabeça, é tomado por um desejo ardente de que ela pague pelo que o fez sentir e, à noite, não deixa barato: você fala um monte para ela! Quem ela pensa que é? Ufa, que alívio! Mas será que passou mesmo?

Temos a ilusão de que, ao despejar nosso lixo no outro, ele desaparece da gente, mas não é verdade; nós só espalhamos o lixo. Agora, ele está em você e na sua esposa. E, pior que isso, você volta para esse lixo sempre que ela faz mais alguma coisa que o aborrece. Fica acumulando esses rancores todos em um cantinho da sua cabeça, mas, quando puxa pela memória, o que você sente não é mais o que sentiu da primeira vez. Agora a dor ficou muito maior, muito mais elaborada.

Isso é ressentimento, um sentimento absolutamente impeditivo às transformações pessoais e profissionais que você desejar promover. Não preciso nem dizer que fazemos essa bagunça de modo inconsciente, né? Estamos buscando felicidade – que pode ser definida como fuga da dor e busca pelo prazer. E é exatamente esse nosso movimento. Mas não adianta fugir da dor, porque ela nos encontra na esquina.

Pois bem, fugir da dor não funciona, assim como não funciona tentar se esquivar da raiva, do medo e da tristeza. Colocar para fora e descontar no outro também não dá nada certo. Deixar que acumulem por dentro? Não, péssima ideia. Então, você me pergunta: o que é que sobra? O que é que se pode fazer com essas emoções? Tem um jeito bom, certo e adequado de processá-las?

Tem sim, mas não sou eu que vou lhe dizer. Você vai precisar descobrir qual é a forma que funciona melhor para você, como reiterei ao longo do livro. Com muita atenção ao que sente, ao que pensa e ao que faz, você poderá interromper as suas respostas automáticas e se perguntar: de que outra forma eu posso reagir a isso? Se estiver de olho em si, também poderá perceber cada vez que sua mente tentar resgatar uma memória ruim e dolorida; e poderá, primeiro, se permitir essa lembrança e, depois, perdoá-la para ressignificá-la.

Talvez, você esteja pensando que não tem tempo para tudo isso, que não consegue parar por meia horinha para se dedicar à proposta do autoconhecimento, da reciclagem e da inovação. Aí, eu quero chamar sua atenção para outro ponto superimportante, que é o desperdício de tempo que seu lixo emocional costuma causar. Aliás, você tem toda razão: se você não investe

CONCLUSÃO

em auto-observação, não sobra tempo para nada, porque seu tempo está tomado por uma série de pensamentos, emoções e comportamentos automáticos.

Você nem percebe, mas perdeu meia hora com raiva do vizinho logo cedo. Ficou tão bravo por ele ter estacionado na sua vaga que não conseguiu mais se concentrar em nada, perdeu o cerne e sua manhã foi para o brejo. À noite, a resposta desaforada do seu filho o fez perder o sono, e você ficou horas revirando na cama, sem conseguir dormir.

Desperdício puro e uma super chance de reciclagem; já que você está nervoso mesmo, já que não consegue mesmo dormir, respire, ué. Troque o comportamento. Simples assim.

A minha proposta é sempre começar pequeno e fácil: pratique a respiração consciente – o exercício que indiquei algumas páginas atrás. É só prestar atenção à forma como você está inspirando e expirando por uns instantes. Como o ar entra? Como o ar sai? Mantenha o foco. Ar é vida. Como você respira é como você vive.

Faça o mesmo com seus hábitos em relação ao meio em que vive. Comece não jogando papel no chão. Depois, vá adotando outros comportamentos mais sustentáveis. De pouquinho em pouquinho, faça sua parte para si e para o seu entorno.

INOVAÇÃO EMOCIONAL

Bem, escrevi esse livro para ensiná-lo como assumir a liderança dos seus pensamentos, emoções e comportamentos. Mas, também, para dizer que você tem importância e que seus gestos importam. Portanto se não se comprometer a rever e a reciclar o seu lixo a partir de agora, seus resultados continuarão sempre os mesmos; e você continuará repercutindo as crenças e comportamentos negativos, compulsivos e automáticos dos seus antepassados sem nem se dar conta.

E como você chegou até aqui, eu me encho de esperança e acredito que compreendeu a sua responsabilidade e ganhou consciência de que não é mais refém desses aprendizados ultrapassados. Como líder de si mesmo, você escolherá lançar luz à sua programação infantil para que possa deixar de ser sedentário como seus pais, raivoso como seus avôs ou competitivo como seus bisavôs. Você está aqui para se autovigiar e, todos os dias, liderar a mudança.

Neste processo de transformação, eu também peço a você que deixe para trás todo o seu perfeccionismo. Nosso estágio como seres humanos é imperfeito, mas insistimos em exigir o contrário para sermos aceitos. Por isso mesmo a crítica nos faz sofrer tanto.

Então, já que é para reciclar, transforme as críticas que recebe em adubo para o seu desenvolvimento

CONCLUSÃO

e crescimento. Arrisque-se, dê a cara à tapa, tente, erre, aprenda e comece de novo. Inovar requer movimento constante e diário. Assim que fechar este livro, qual decisão, gesto ou comportamento pode realizar que já é diferente do que sempre fez?

- Você vai ligar para a sua esposa e pedir perdão?
- Vai escrever uma mensagem para os seus pais para saber como eles estão – sem que eles tenham que cobrar sua atenção?
- Vai descobrir qual associação mais próxima da sua casa trabalha com materiais recicláveis?
- Vai se inscrever naquele curso que adia há tanto tempo?

Se você quiser conversar comigo sobre seus lixos emocionais, é só me procurar nas redes sociais ou entrar em contato com o Centro Hoffman. Eu estou aqui para ouvi-lo e para trilharmos, juntos, o caminho da inovação que impactará nossas vidas, nosso entorno e nosso meio.

Então, para me despedir, fique com o meu bom pensamento: desejo profundamente que você inove com amor e por amor. Assim como o lixo, você é

INOVAÇÃO EMOCIONAL

mutável e sua história é passível de ser ressignificada a todo momento, desde que faça essa escolha.

Quem e como você quer ser daqui em diante?

Para que você acorda todos os dias?

Qual impacto você quer deixar no seu meio?

Gratidão por ter estado comigo até aqui.

Heloísa Capelas

Este livro foi
impresso pela
Edições Loyola
em papel pólen
bold 70 g/m² em
outubro de 2021.